Christoph Halfmann

Das alte Seebad Dangast

Christoph Halfmann

Das alte Seebad Dangast

ISENSEE VERLAG
OLDENBURG

Bibliografische Information der Deutschen Bibliothek

Die Deutsche Nationalbibliothek verzeichnet diese Publikation in der Deutschen Nationalbibliografie; detaillierte bibliografische Daten sind im Internet über http://dnb.d-nb.de abrufbar.

ISBN 978-3-7308-2162-6

Gedruckt bei Isensee in Oldenburg

Am 23. Juli 1804 meldeten die Oldenburgischen wöchentlichen Anzeigen:

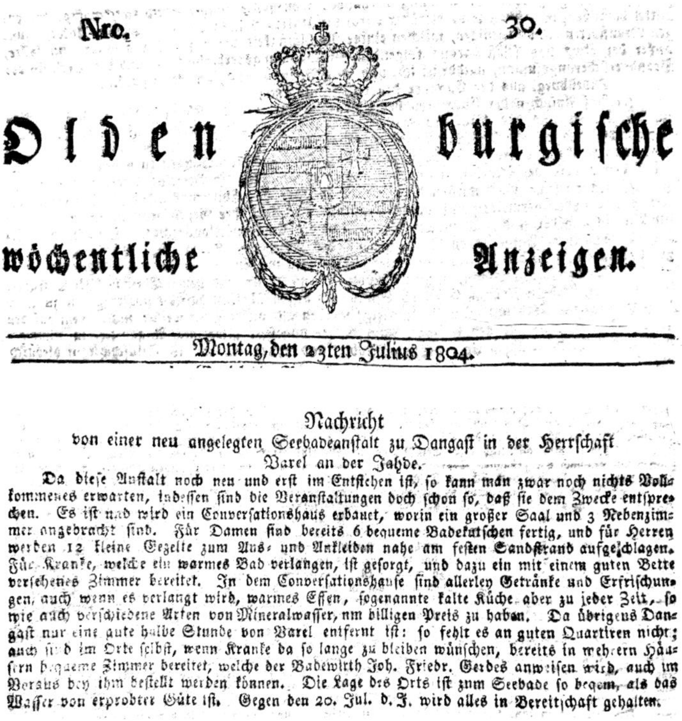

Nro. 30.

Oldenburgische wöchentliche Anzeigen.

Montag, den 23ten Julius 1804.

Nachricht
von einer neu angelegten Seebadeanstalt zu Dangast in der Herrschaft Varel an der Jahde.

Da diese Anstalt noch neu und erst im Entstehen ist, so kann man zwar noch nichts Vollkommenes erwarten, indessen sind die Veranstaltungen doch schon so, daß sie dem Zwecke entsprechen. Es ist und wird ein Conversationshaus erbauet, worin ein großer Saal und 3 Nebenzimmer angebracht sind. Für Damen sind bereits 6 bequeme Badekutschen fertig, und für Herren werden 12 kleine Gezelte zum Aus- und Ankleiden nahe am festen Sandstrand aufgeschlagen. Für Kranke, welche ein warmes Bad verlangen, ist gesorgt, und dazu ein mit einem guten Bette versehenes Zimmer bereitet. In dem Conversationshause sind allerley Getränke und Erfrischungen, auch wenn es verlangt wird, warmes Essen, sogenannte kalte Küche aber zu jeder Zeit, so wie auch verschiedene Arten von Mineralwasser, um billigen Preis zu haben. Da übrigens Dangast nur eine gute halbe Stunde von Varel entfernt ist: so fehlt es an guten Quartiren nicht; auch sind im Orte selbst, wenn Kranke da so lange zu bleiben wünschen, bereits in mehreren Häusern bequeme Zimmer bereitet, welche der Badewirth Joh. Friedr. Gerdes anweisen wird, auch im Voraus bey ihm bestellt werden können. Die Lage des Orts ist zum Seebade so bequem, als das Wasser von erprobter Güte ist. Gegen den 20. Jul. d. J. wird alles in Bereitschaft gehalten.

„Nachricht von einer neu angelegten Seebadeanstalt zu Dangast in der Herrschaft Varel an der Jahde

Da diese Anstalt noch neu und erst im Entstehen ist, so kann man zwar noch nichts Vollkommenes erwarten, indessen sind die Veranstaltungen doch schon so, daß sie dem Zwecke entsprechen. Es ist und wird ein Conversationshaus erbauet, worin ein großer Saal, und 3 Nebenzimmer angebracht sind. Für Damen sind bereits sechs bequeme Badekutschen fertig, und für Herren werden zwölf kleine Gezelte zum Aus- und Ankleiden nahe am festen Sandstrand aufgeschlagen. Für Kranke, welche ein warmes Bad verlangen, ist gesorgt und dazu ein mit einem guten Bette verse-

henes Zimmer bereitet. In dem Conversationshause sind allerley Getränke, und Erfrischungen, auch wenn es verlangt wird, warmes Essen, sogenannte kalte Küche aber zu jeder Zeit, sowie auch verschiedene Arten von Mineralwasser, um billigen Preis zu haben. Da übrigens Dangast nur eine gute halbe Stunde von Varel entfernt liegt, so fehlt es an guten Quartieren nicht; auch sind im Ort selbst, wenn Kranke da so lange zu bleiben wünschen, bereits in mehreren Häusern bequeme Zimmer bereitet, welche der Badewirth Joh. Friedr. Gerdes anweisen wird, auch im Voraus bei ihm bestellt werden können. Die Lage des Orts ist zum Seebade so bequem, als das Wasser von erprobter Güte ist. Gegen den 20. Juli d. J. wird alles in Bereitschaft gehalten."

Damit gehört Dangast jedenfalls zu den ersten Seebädern an der deutschen Nordseeküste. In der heimatkundlichen Literatur wird gelegentlich bereits das Jahr 1797 als Gründungsjahr des Seebades in Dangast genannt.[1] Da die Lage Dangasts an der Abbruchkante des Geestrückens und der daraus resultierende Sandstrand schon immer beste Voraussetzungen für das Baden im Meer geboten haben, ist es durchaus möglich, dass die günstigen natürlichen Voraussetzungen auch schon vor 1804 für das Baden im Meer genutzt worden sind. Die offizielle Eröffnung des Seebades in Dangast fand aber erst im Jahr 1804 statt.

Ein Teil der heute noch in Dangast bestehenden Bauten stammt aus der Frühzeit des Seebades, nämlich das heutige „Kurhaus", die Gaststätte „Klause" und das „alte Logierhaus". Wieviel historische Substanz in diesen Gebäuden heute noch vorhanden ist, die sich auf die Gründungszeit zurückführen lässt, ist weitgehend unbekannt. Wiedererkennbar erhalten sind bis heute die „Klause" und das „alte Logierhaus". Das „Kurhaus" ist in den Jahrhunderten seit der Gründung des Seebades mehrfach umgebaut worden. Deshalb sind die Grundrisse der Vorgängerbauten dort heute nur noch in Teilen ablesbar.

Die unklare Baugeschichte lässt es interessant erscheinen, die Entstehung des Seebades und seine Nutzung in den frühen Jahren auf Grundlage des in den Archiven erhaltenen Aktenbestandes aufzuarbeiten. Bei dieser Recherche stößt man allerdings auf die Schwierigkeit, dass die Akten der Gräflich Bentinckschen Verwaltung nur unvollständig in die Archive gelangt sind. Im Vorwort zum Findbuch des Archivs des Vareler Heimatvereins heißt es dazu:

„Der kleine Bestand ist eine Sammlung von Aktenbündeln, die bei Auflösung des Verwaltungsamts Varel 1933 in einem heillosen Durcheinander auf den Böden des Amtsgerichtes herumlagen; teils wurden die Archivalien in private Hände gegeben, während der einzige Archivar in Oldenburg seinen Militärdienst ableistete. Die Archivalien kamen so nur in kleinem Umfang ins Archiv."

Deshalb sind die Archivalien heute weit verstreut, vielfach in Privatbesitz und nur unvollständig greifbar. Dennoch lassen sich dem vorhandenen Aktenbestand Erkenntnisse über die verschiedenen Bau- und Nutzungsphasen des „Hochgräflich Bentinckschen Seebades zu Dangast" entnehmen.

I.
Gründung und erste Bauten
(1804 - 1813)

Die Gründung der Seebadeanstalt in Dangast beruhte auf einer Initiative des damals regierenden Landesherrn Graf Wilhelm Gustav Friedrich Bentinck. Er regierte die Freie Herrschaft Varel, zu der auch Dangast gehörte, mit längeren Unterbrechungen von 1787 bis 1835. Der Versuch, die Entwicklung des Seebades nachzuzeichnen, kommt deshalb nicht ohne Seitenblicke auf das Leben seines Gründers, des Grafen Bentinck aus, das geprägt ist durch die umwälzenden geschichtlichen Ereignisse, denen auch die Herrschaft Varel und mit ihr die kleine Ortschaft Dangast in dieser Zeit ausgesetzt war. Der Einfluss des Weltgeschehens lässt sich dabei an den Auswirkungen auf den Mikrokosmos Dangast durchaus ablesen.

Schon im November 1803 hatte ein Herr Heinemeyer aus Jever Dangast als Standort für ein zu gründendes Seebad dringend empfohlen:

„Sollte jedoch an irgendeine Landküste der Nordsee vorzüglich zum Amüsement eine Badeanstalt eingerichtet werden, so möchte man wünschen, daß zu Dangast an der Jahde in der Nähe des angenehm im Gehölz liegenden Fleckens Varel, dessen Bewohner Wohlstand und Frohsinn verkünden, eine angelegt werden möchte. Der soviel zur Begründung eines höheren Wohlstandes seiner Unterthanen verwendende Reichsgraf von Bentinck-Varel würde gewiß reichlich dazu spenden.“[2]

Während andere Seebäder an der Nordsee - wie etwa Norderney oder Wangerooge - aus medizinischen Gründen auf Initiative von Ärzten gegründet worden sind, geht die Gründung des Seebades in Dangast auf einen Plan des regierenden Grafen Bentinck zurück. Er hat trotz ständig knapper Kassen Grundstücke für das

Seebad zugekauft und die Gebäude für das Seebad ganz überwiegend auf eigene Kosten errichten lassen. Das Seebad mit seinen Einrichtungen war sein privates Eigentum, nicht etwa Staatseigentum.

Graf Wilhelm Gustav Friedrich Bentinck (1762 - 1835)

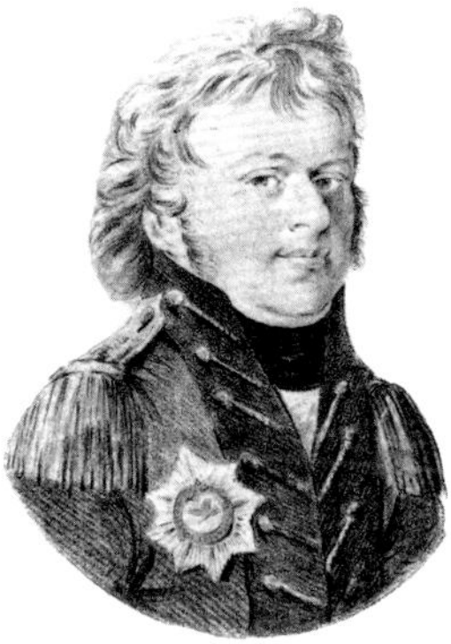

Wilhelm Gustav Friedrich Bentinck war ein ungewöhnlicher Mann, der ein in vieler Hinsicht abenteuerliches Leben geführt hat.

UrUrUrenkel des Grafen Anton Günther von Oldenburg, Enkel von Charlotte Sophie von Aldenburg, selbst Reichsgraf, Erb- und Landesherr der freien Herrschaft Kniphausen und daneben in Personalunion Edler Herr zu Varel, weiter Herr zu Doorwerth, Rhoon und Pendrecht (drei Besitzungen in Holland), Königlich Großbritannischer Generalleutnant, Träger des Großkreuzes des russischen St. Annen-Ordens, des Großkreuzes des niederländischen Unions-Ordens, des französischen Reunions-Ordens und des Großkreuzes des Hannoverschen Guelphen-Ordens und eben last not least: Gründer und Betreiber des ersten Seebades an der Nordsee in Dangast.

Wilhelm Gustav Friedrich Bentinck fasziniert schon als Person. Als Zeitgenosse und über weite Strecken Gegenspieler von Herzog

Peter Friedrich Ludwig von Oldenburg war er in vieler Hinsicht dessen Gegenbild. Unkonventionell und impulsiv, seinen Untertanen gegenüber nahbar und leutselig. In der Verfolgung seiner politischen Ziele ohne Rücksicht auf persönliche Opfer. Von den zahlreichen massiven Rückschlägen, die ihn in seinem Leben - auch unverschuldet - getroffen haben, nie entmutigt, hat er sich letztlich weitgehend erfolgreich immer wieder in seine Position zurückgekämpft. Wirtschaftlich hat er stets über seine Verhältnisse gelebt, so dass nach seinem Tod über seinen Nachlass ein Konkursverfahren eröffnet werden musste. Trotzdem bleibt seine Regentschaft im Rückblick in überwiegend positiver Erinnerung.

Geboren am 21. Juli 1762 als ältester Sohn von Christian Friedrich Anton und Maria Catharina von Bentinck in Den Haag, von wo aus schon seine Eltern die Herrschaften Varel und Kniphausen regierten. Sein Vater Christian Friedrich Anton starb, als Wilhelm Gustav Friedrich erst sechs Jahre alt war. Bis zu seiner Volljährigkeit (1867, mit 25 Jahren) übernahm seine Mutter Maria Catharina die Regentschaft über Varel und Kniphausen, die sie weiterhin von Den Haag aus führte. Auch Wilhelm Gustav Friedrich hat zunächst in Holland Karriere gemacht und bekleidete dort sehr jung hohe Ehrenämter. Nach Ausbruch der französischen Revolution engagierte er sich im Kampf der Holländer gegen die Franzosen und befehligte eine Flotille. Er organisierte persönlich die Flucht des Erbstatthalters aus dem Hause Oranien mit seiner Familie nach England, blieb selbst aber in Holland, wo er nach erfolgtem Machtwechsel als Anhänger der Oranischen Partei in Gefangenschaft geriet und für vier Jahre auf der Feste Woerden gefangen gehalten wurde. Erst 1798 kam er frei und traf zu Neujahr 1799 mit Frau und Familie in Varel ein. Verheiratet war er damals mit Otteline van Lynden, einer geborenen Baroness Reede, mit der er drei Kinder hatte. Schon wenige Monate später reiste er nach England, um die Interessen des Erbprinzen von Oranien von dort aus wahrzunehmen. Er beteiligte sich in führender Position an einem letztlich gescheiterten Feldzug der Engländer und Russen gegen die Batavische Republik, um den emigrierten Erbstatthalter Wilhelm V. von Oranien wieder in seine Rechte in Holland einzusetzen. Im

Anschluss daran gerieten aber auch seine Herrschaften Kniphausen und Varel ab Ende 1806 in die Wirren der zunächst holländischen, dann französischen Besetzung, auf die später noch näher einzugehen sein wird.

Das Biographische Handbuch zur Geschichte des Landes Oldenburg[3] schließt seine Betrachtungen über Wilhelm Gustav Friedrich von Bentinck wie folgt: „*Das Regiment über die politisch unbedeutenden Herrschaften Varel und Kniphausen konnte den geistig beweglichen, stets nach neuen Eindrücken strebenden Grafen nicht befriedigen. Eher war er an den Höfen von Den Haag und London und beim westeuropäischen Hochadel zu Hause. Als niederländischer bzw. als englischer Seeoffizier bewies er beachtlichen Mut und ebensoviel Ausdauer. Im Kampf um die Zurückgewinnung seines Besitzes gegen Herzog Peter Friedrich Ludwig artete seine Beharrlichkeit allerdings manchmal in fruchtlose Halsstarrigkeit aus.*“

Grundstückskäufe des Grafen Bentinck

Es ist davon auszugehen, dass Graf Wilhelm Gustav Friedrich Bentinck die beginnende Kultur der Seebäder bereits Ende des 18. Jahrhunderts kennen- und schätzen gelernt hat, als er sich in England und Holland aufhielt. Er war es selbst, der den Plan entwickelt hat, in Dangast ein Seebad zu gründen.
Zum Aldenburg-Bentinckschen Fideikommiss, d.h. zu den Grundstücken, die Graf Anton Günther von Oldenburg testamentarisch der Aldenburger Linie vererbt hatte, gehörte bereits ein Grundstück am Dangaster Strand mit der Flurbezeichnung „Dangaster Kirchhof“, das in der zwischen 1783 und 1790 erarbeiteten Oldenburgischen Vogteikarte hell schaffiert gekennzeichnet ist:

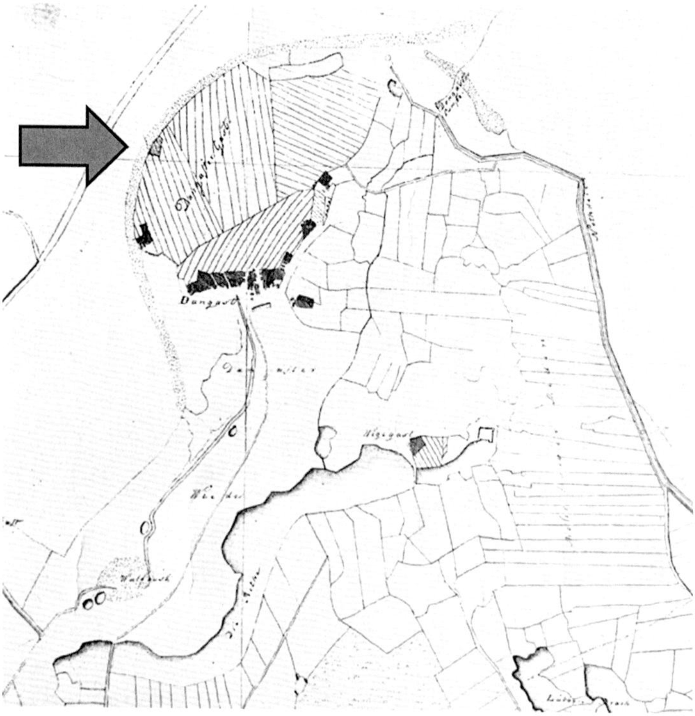

Ausschnitt aus der Oldenburgischen Vogteikarte

Die folgende Detailzeichnung aus dem Jahr 1805 zeigt dasselbe Grundstück bereits mit einem als „Bade-Hausz“ bezeichneten Gebäude bebaut.

Das unmittelbar an der Abbruchkante des damals noch ungesicherten Ufers gelegene, grün unterlegte Grundstück ist relativ klein. Es ist der Rest des Kirchhofes, der die alte Dangaster Kirche umgab, die infolge der Auswirkungen mehrerer Sturmfluten im 16. und 17. Jahrhundert in den Fluten versunken war. Dort steht heute das „Kurhaus“. Eingezeichnet sind bereits die weiteren benachbarten Grundstücksteile, die Graf Bentinck von verschiedenen Dangastern hinzugekauft hat.

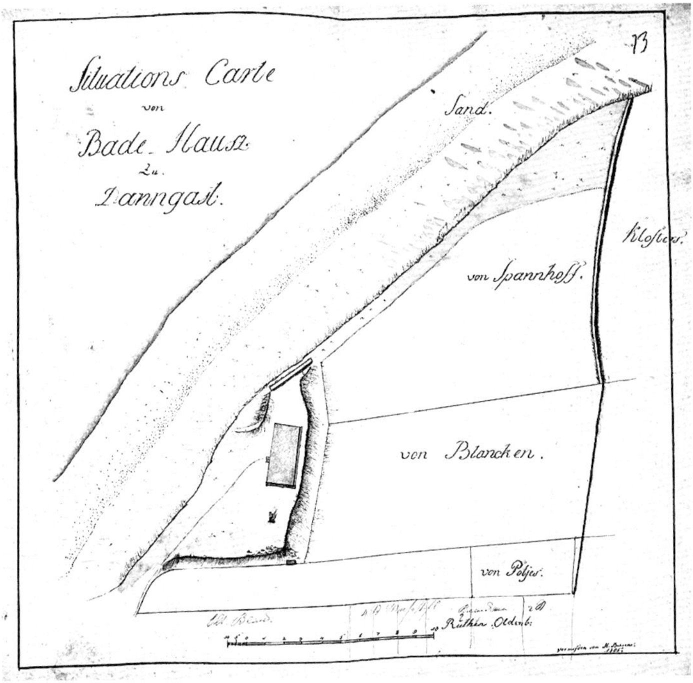

Lageplan des Seebades aus dem Jahr 1805

Beide Zeichnungen dürften von Hinrich Carsten Behrens stammen, einem Dorfschulhalter aus Jeringhave, der sich autodidaktisch zum Landmesser fortgebildet hatte. Er war von 1781 bis 1799 wesentlich an der oldenburgischen Landesvermessung beteiligt. Im Anschluss trat er als Geometer, Deich- und Bauinspektor in die Dienste des Grafen Bentinck, bei dem er hohes Ansehen erwarb und zum Mitglied der herrschaftlichen Kammer berufen wurde.[4] Behrens hat am 8. Dezember 1835 auch eine Liste der Grundstückskäufe im Zusammenhang mit der Badeanstalt in Dangast aufgestellt.[5] Anlass für die Auflistung war wahrscheinlich der Tod des alten Grafen am 2.11. 1835.

„Größe der Gründe bey der Bade-Anstalt zu Dangast vermeßen 1835 Decbr. 8.

No.	*alte Maaße*	
	Rth.	*Fuß*
I. Im Jahr 1804 ist angekauft		
a. von Renke Bruncken		*14 1/2*
b. von Spannhoffs Wtw.	*4*	*4*
c. von Ulrich Blancke	*4*	*24 1/2*
II. Im Jahre 1828 ist ferner angekauft von den Stücken welche aus Süden auf die Gründe der Bade-Anstalt schließen		
a von Renke Bruncken		*8*
b vom Waisenstift und der reformierten ...		*10*
c von Dierk Blancke		*16*
Obige Gründe sind befriedigt und sonach		
III. bleiben die Gründe des alten Kirchhofes		
	2	*15*
Summa	*13*	*2*

IV. ferner ist etwa 1828 ein Stück von Dierk Blancke angekauft, welches aus Osten an die Gründe der Bade-Anstalt belegen, grenzt *3*

Varel 1835 Decbr. 16 Behrens“

Von Hinrich Carsten Behrens dürfte auch die folgende Skizze[6] stammen, die wohl der Vorbereitung dieser Landkäufe gedient hat:

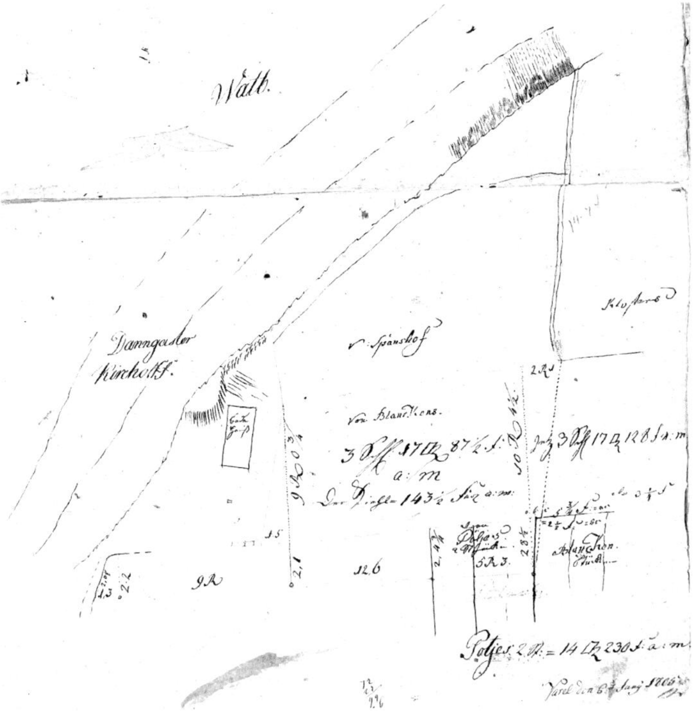

Skizze der Grundstückskäufe

Auch hier belegt die Bezeichnung des Strandes vor der Abbruchkante des Geestrückens als „*Dangaster Kirchhoff*", dass 1805 durchaus noch im Bewußtsein war, dass in diesem Bereich in früherer Zeit die Dangaster Kirche gestanden hatte.

Die Grundstückskäufe im Jahr 1804 dienten der Erweiterung und Arrondierung des bereits im Besitz des Grafen befindlichen Kirchengrundstücks. Mit den weiteren Grundstückskäufen im Jahr 1828 hat der Graf im Wesentlichen Wegegrundstücke über die Dangaster Geest zur Badeanstalt hinzugekauft. Das dokumentiert eine weitere Urkunde vom 24. September 1828.[7]

Die ersten Gebäude des Reichsgräflich Bentinckschen Seebades

Als schwieriger erweist sich die Dokumentation der frühesten Gebäude auf dem Grundstück des Seebades. Auf der Zeichnung des Landmessers Behrens aus dem Jahr 1805 ist bereits ein Gebäude eingezeichnet, das dort als „*Bade-Hausz*“ bezeichnet ist. Eine spätere Zeichnung aus dem Jahr 1807[8], die ebenfalls von dem Landmesser Behrens stammt, zeigt das Gesamtgrundstück des Seebades. Hier sind zwei Gebäude eingezeichnet, nämlich südlich anschließend an das zuvor beschriebene „Bade-Hausz“ ein weiteres, etwa gleich großes Haus:

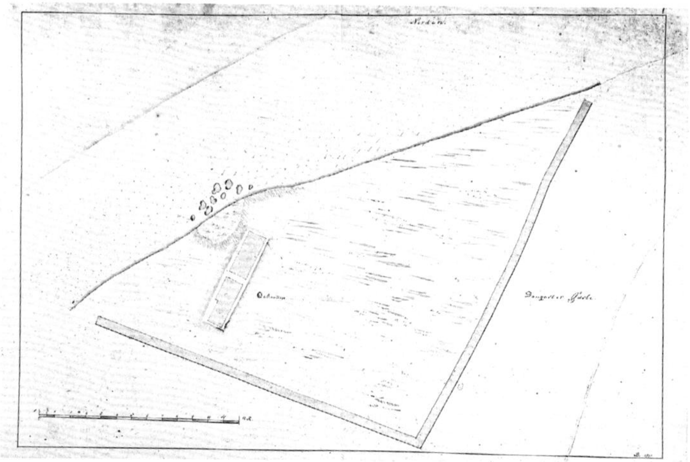

Lageplan des Seebades aus dem Jahr 1807

Auf der Zeichnung erkennbar ist überdies, dass das durch die vorgenannten Grundstückskäufe nunmehr erweiterte Grundstück der Badeanstalt zum Land hin rechtwinklig mit einem Wall umgeben war, der auch in späteren Urkunden erwähnt wird.

Die Erstbebauung des Seebades ist zeichnerisch nur in diesen beiden Lageplänen von 1805 und 1807 dokumentiert. Grundrisse oder gar Ansichten der Gebäude sind bisher nicht bekannt. Art und Funktion des zweiten Hauses, das sich in dem Lageplan aus dem Jahr 1807 südlich an das „Bade-Hausz" anschließt, ist aus der Zeichnung nicht ersichtlich.

Aufschluss über die Ausgestaltung und die Nutzung beider Häuser gibt allerdings ein *„Inventarium über die zur Bade Anstalt in Dangast gehörigen Gebäude, nebst dem dabey vorhandenen Mobiliare, aufgenommen den 30 Sept 1811."* [9] Auch das hat wiederum der Landmesser, Deich- und Bauinspektor Behrens zum Abschluss der dreijährigen Pachtzeit des Kaufmanns Carstens aufgenommen. Er beschreibt darin sehr detailliert die beiden im Jahr 1811 vorhandenen Gebäude:

Das Conversations- oder Seebade-Haus

Das *„Bade-Hausz"* war danach ein komplett aus Holz *(„auswärts sowohl als inwendig blos bretterne Wände von tannen Holz")* errichtetes rechteckiges Gebäude. *„In dem gegen den Strand gekehrten Theil des Gebäudes ist ein großer Saal, welcher die ganze Breite des Gebäudes einnimmt"*. An den Saal schloss sich südlich ein sog. *„Schankwinkel"* und *„ein erhabener Sitz für die Musikanten von tannenem Holz, mit einer Gallerie und einer Notenborte über derselben"* an. Weiter gab es in diesem Haus zwei Kammern und eine „Gute Stube", deren Nutzung Graf Bentinck sich selbst vorbehalten hat. Vor dem Haus stand im Nordosten *„eine lange tannene Flaggen Stange"*. Im Brandkassenregister wird das in der Zeichnung aus dem Jahr 1805 als *„Bade-Hausz"* bezeichnete Gebäude *„Conversations- oder See-*

bade-Haus“ genannt. Die Begriffe Conversationshaus und (See-) Badehaus bezeichneten damals also synonym das gleiche Gebäude

Das Küchengebäude

Das südlich anschließende zweite Gebäude wird im Inventar von 1811 als „Küchengebäude“ bezeichnet. Es war teils aus Stein, und zwar halbsteinig zwischen Holzständer gemauert, teils aus Holz errichtet und umfasste in seinem nördlichen, dem Badehaus zugewandten Teil einen großen „*Tanzplatz*“ und im südlichen, gemauerten Teil die Küche. Neben der Küche befanden sich noch zwei weitere Kammern und „*eine kleine Stube, worin sich ein eiserner Ofen und zwei Alkofen-Bettstellen von tannenem Holze befinden*“. Das war das dem Pächter der Badeanstalt zugewiesene Zimmer.

Weil das Inventar des Inspektors Behrens nach Aktenlage die einzige bekannte Quelle zur Beschreibung der ersten Bauten des Seebades ist, wird dieses „Inventarium“ im Anhang in vollständigem Wortlaut wiedergegeben.

Der Betrieb des Seebades

Graf Bentinck hat sein Seebad, d.h. die Gebäude mit Mobiliar und die gesamte sonstige mobile Ausstattung, zunächst an den Meistbietenden verpachtet. Dafür ließ er von seiner Kammer öffentliche Ausschreibungen durchführen, in denen Gebote für den Betrieb des Bades eingeholt wurden. Einer Verfügung aus dem Jahr 1807 [10] kann entnommen werden, dass ein solches öffentliches Bieterverfahren auf den 21. Februar angesetzt werden sollte. „*So können Liebhaber dazu sich am besagten Tag morgens 11 Uhr bey der Cammer zu Varel einfinden, und zu Bedingungen, welche vorher auch eingesehen werden können, biethen*“. Die Verpachtung sollte „*vom nächsten Maytag an auf ein oder zwei Jahre*“ erfolgen.

Auch wenn er den Betrieb seines Seebades an Dritte übergeben hat, hat Graf Bentinck dafür doch von Anfang an enge Grenzen gesetzt. Gleich zur Eröffnung im Jahr 1804 hat er die Verhaltensregeln für ein geordnetes Badeleben im Rahmen einer „Polizey-Verordnung“ [11] vorgegeben:

„Bekanntmachung
1. In dem Conversations-Saal darf kein Toback geraucht werden, wie denn überhaupt von Jedem ein anständiges Betragen erwartet wird.
2. Um dem Gedränge im Conversations-Hause vorzubeugen, ist der Saal im Neben-Gebäude für die Kutscher (Bediente in Livrée) und Fuhrleute bestimmt.
3. Die Badekutschen sind zunächst für die Damen, und die Bade-Zelte für die Herren, bestimmt.
4. Für den Gebrauch einer Badekutsche wird jedes mal 8 Grote klein Geld bezahlt sowie für ein Badezelt 4 Grote klein Geld.
5. Während dem Bade ist es niemandem erlaubt dem Strand, unter welchem Vorwand es auch sey, sich zu nähern.
6. Jeder Badende muß nach genommenem Bade den nächsten Weg nach dem hohen Ufer nehmen.
7. Weder im Conversations-Haus noch in dem Neben-Gebäude dürfen Hunde mitgenommen werden.
Varel, den 23. Jul. 1804“

In dieser Polizeiverordnung werden die Badekutschen erwähnt, die für den Betrieb des Bades damals besondere Bedeutung hatten. Badekutschen gehörten damals zu den wesentlichen Requisiten eines jeden Seebades. Erfunden in England als „bathing machines“ [12], fanden sie bald in allen Seebädern der deutschen Nord- und Ostseeküste Verbreitung. Die Badekutschen in Dangast werden ähnlich ausgesehen haben wie diejenigen des Seebades auf Wangerooge, das etwa zeitgleich gegründet worden ist. Es handelte sich um recht schwere Wagen, die vom Personal des Seebades mühsam über den Strand ins und aus dem Wasser geschoben, bzw. gezogen werden mussten.

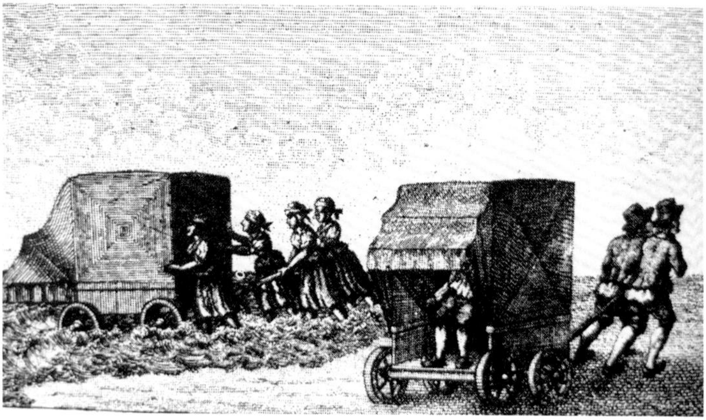

Der Betrieb der Badekutschen

Badekleidung war damals noch unbekannt. Die Badegäste betraten die Badekutschen an Land. Dann wurden die Kutschen vom Personal ins Wasser geschoben. Dort konnte man sich in der Kabine der Badekutsche entkleiden und unter einer Art Markise, die als Sichtschutz diente, ins Wasser gleiten. Positive gesundheitliche Wirkungen des Bades im Meer erhoffte man sich vom bloßen Wasserkontakt. Es ging also nicht um die körperliche Ertüchtigung durch das Schwimmen. Das bloße Eintauchen ins Wasser galt als therapeutische Handlung und das reichte den Badegästen.[13]

Ein zeitgenössischer Autor beschreibt die Nutzung der Badekutschen wie folgt:

„Diese Badekutschen, fahrbare Badehäuschen, ähnlich den fahrbaren Schäferhäuschen oder Wachhütten des Festlandes, von Leinwand oder Holz, auf zwei oder mehr Rädern gehend, welche der Badende am Strand besteigt, werden von Männern, und die für Damen von Frauen, an einigen Orten durch einen auf einem Pferde reitenden Führer, bis zur nöthigen Wassertiefe gebracht. Der Badende hat in der Badekutsche Raum genug und

die nöthigen Bequemlichkeiten, um sich aus- und nach dem Bade anzukleiden. Diese Badekutschen gleichen fahrbaren Zimmern mit gewölbten 6 - 8 Fuß hohen Decken, worin sich eine Bank, ein kleiner feststehender Tisch, Spiegel, Haken, um die Kleidungsstücke aufzuhängen und eine wollene Fußdecke befinden; diese sind räumlich groß genug, um sowohl den Badenden als auch eine, etwa besonders für Damen nothwendige Bedienung aufnehmen zu können. An der der Deichsel entgegengesetzten Seite befindet sich eine Treppe, auf welcher man in die Badekutsche steigt, während des Hinabfahrens nach der gehörigen Seetiefe sich entkleidet, und nachdem ein Leinwandschirm oder Marquise herabgelassen worden ist, mittelst derselben Treppe aus der Badekutsche steigt und in die See springt; auch hier ist es räthlich, den über der Treppe befindlichen Leinwandschirm entweder aufzuziehen oder unter demselben hervor in die See zu gehen, wenn dies sonst die Stärke der Wellen, oder Uebung und Gewohnheit besonders dem Schwimmer erlauben. Hat man die Badezeit beendigt, oder macht das steigende Meer eine Veränderung des Platzes nöthig, so gibt man dem Führer der Kutsche entweder durch einen angebrachten Klingelzug oder durch Vorschiebung einer kleinen Signalflagge oder wie sonst üblich ein Zeichen, worauf man dem Lande näher oder ganz an dasselbe gebracht wird, nachdem man die Kutsche bestiegen, in dieser sich mittelst wollener oder leinener Tücher oder Laken abtrocknet, oder sich trocknen und durch Fleischbürsten frottiren läßt und ankleidet. Am Lande angekommen, öffnet man eine Thüre der Badekutsche nach der Seite des Führers und entsteigt durch diese, um nicht vom nassen Schirm der anderen Seite benäßt zu werden.“ [14]

Zur Gründung im Jahr 1804 verfügte Dangast über sechs solcher Badekutschen. 1821 standen bereits neun Kutschen zur Verfügung. Die Badezeit war auf eine halbe Stunde festgesetzt. Jede Badekutsche konnte während jeder Flut mehrfach genutzt werden. Karten hat der Badewirt für 8 Groten ausgegeben.

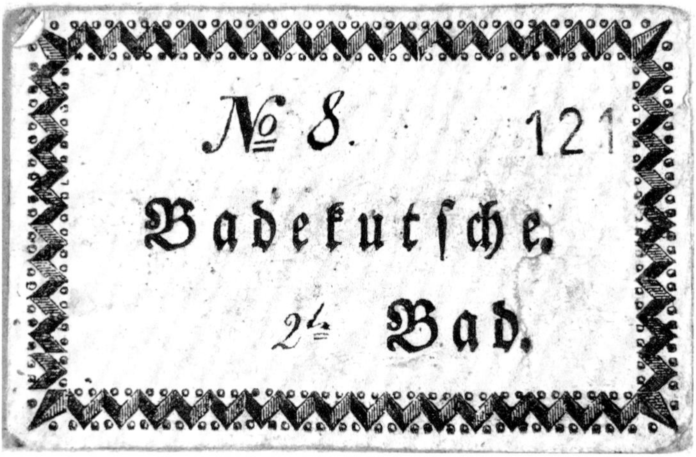

Billet für die Dangaster Badekutschen

Dangast unter holländischer und französischer Verwaltung

Dem gräflichen Seebad in Dangast waren in seiner Anfangszeit aufgrund der zeitgeschichtlichen Großwetterlage keine ruhigen Zeiten beschieden. 1806 endete das Heilige Römische Reich deutscher Nation. Varel war und blieb ein Lehen des Herzogs von Oldenburg, das Wilhelm Gustav Friedrich von Bentinck als dessen Lehnsnehmer regierte. Das von ihm in Personalunion daneben regierte Kniphausen dagegen wurde mit Ende des Reiches ein souveräner Staat mit nur 2.400 Einwohnern, aber eigenem Münz- und Flaggenrecht.

Schon am 1. November 1806 nahm König Ludwig von Holland Varel und Kniphausen in Besitz. Diese rechtswidrige Annektion wurde auf heftigen Protest des Herzogs von Oldenburg allerdings schon bald wieder rückabgewickelt, aber nur hinsichtlich der Herrschaft Varel. Kniphausen blieb holländisch. Anlässlich der Rückgabe Varels wurde Wilhelm Gustav Friedrich Bentinck von König Ludwig der Unions-Orden verliehen, den später Napoleon in den Reunions-Orden umgewandelt hat. Aber die Ruhe währte nicht lang, denn ein Jahr später, am 11.11.1807, wurden im französisch-holländischen Vertrag von Fontainebleau Ostfriesland und Varel erneut an den König von Holland (Louis Bonaparte) übertragen, dem Napoleon auch die Souveränitätsrechte über Kniphausen verlieh. Am 30. Januar 1808 wurden Varel und Kniphausen mit Holland vereint. Kaum zehn Monate später trat Oldenburg dem Rheinbund bei und erhielt seine Souveränitätsrechte an Varel zurück.[15] Aber auch das währte nur kurz, denn schon am 13. Dezember 1810 wurden Varel und Kniphausen gleichzeitig mit Oldenburg von Frankreich annektiert und besetzt. Auch in der Zeit der französischen Besetzung hat Graf Bentinck - anders als Peter Friedrich Ludwig von Oldenburg - sein Land nicht verlassen. Pragmatisch hat er sich von den Franzosen zum „Maire", also Bürgermeister, von Varel ernennen lassen. Dadurch ist er in die Lage versetzt worden, auf die Geschicke seiner vormaligen Untertanen nun unter dem Briefkopf des „Empire Francais" auf unterer Verwaltungsebene, als „Maire de Varel" zumindest Einfluss zu nehmen. Er hat dieses Amt etwa zwei Jahre lang ausgeübt.

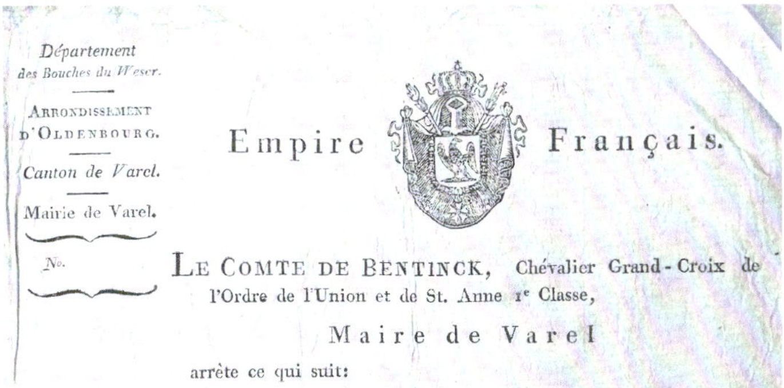

Département des Bouches du Weser.

Arrondissement d'Oldenbourg.

Canton de Varel.

Mairie de Varel.

No.

Empire Français.

Le Comte de Bentinck, Chévalier Grand-Croix de l'Ordre de l'Union et de St. Anne 1e Classe,

Maire de Varel

arrête ce qui suit:

Briefkopf des Grafen Bentinck als „Maire de Varel"

In der Zeit der französischen Besetzung Varels und Oldenburgs blieb auch Dangast nicht von Einquartierung französischer Soldaten verschont. Am 6. Dezember 1810 wandte sich der Privatsekretär Bentincks, Hofrat Christian Friedrich Strackerjahn, mit folgendem Bericht [16] an den Grafen:

„*Unterthänigster Bericht der Einquartierungs-Commission zu Varel die Wache zu Dangast betreffend.*

Heute Vormittags 10 1/2 Uhr erklärte der Herr Commandant Canalys dem mitunterzeichneten Hofrath Strackerjan, daß er für den Posten zu Dangast durchaus eine Wachstube in dem Nebengebäude des Conversationshauses haben müße, daß er zur Willigkeit Ew. hochgräfliuchen Exellenz hoffe dieselben würden geruhen, ihm solche einräumen zu lassen, er dann die consigne geben würde, daß durchaus nichts verletzt werden solle. Er wünsche um so mehr, daß diese Sache in Güte betrieben würde, weil sonst die Nothwendigkeit des Dienstes erfordern, daß er dieses Zimmer mit Gewalt besetze. Wir verfehlen nicht, dieß Euer hochgräflichen Exellenz pflichtmäßig anzuzeigen und um baldigste Verhaltungsbefehle unterthänigst zu bitten.
Varel, 1810, Dec. 6“

Graf Wilhelm Gustav Friedrich Bentinck hat hierauf noch am gleichen Tag geantwortet:

„*Das wir nichts dagegen haben, daß die Stube des Nebengebäudes zur Wache eingeräumt werde, unter*
I. Der Bedingung, daß die Wache für alle Schäden einzustehen hat, wozu dann auch alles in gehöriger Runde nebst Inventar, ordnungsgemäß überliefert werde.
II. daß so bald im Frühjahr die Zimmerleute ankommen und die Wirthschaft ihren Anfang nimmt, das Gebäude wieder geräumt werde.
gegeben Varel 6. Dec. 1810
W.G.F. Bentinck“

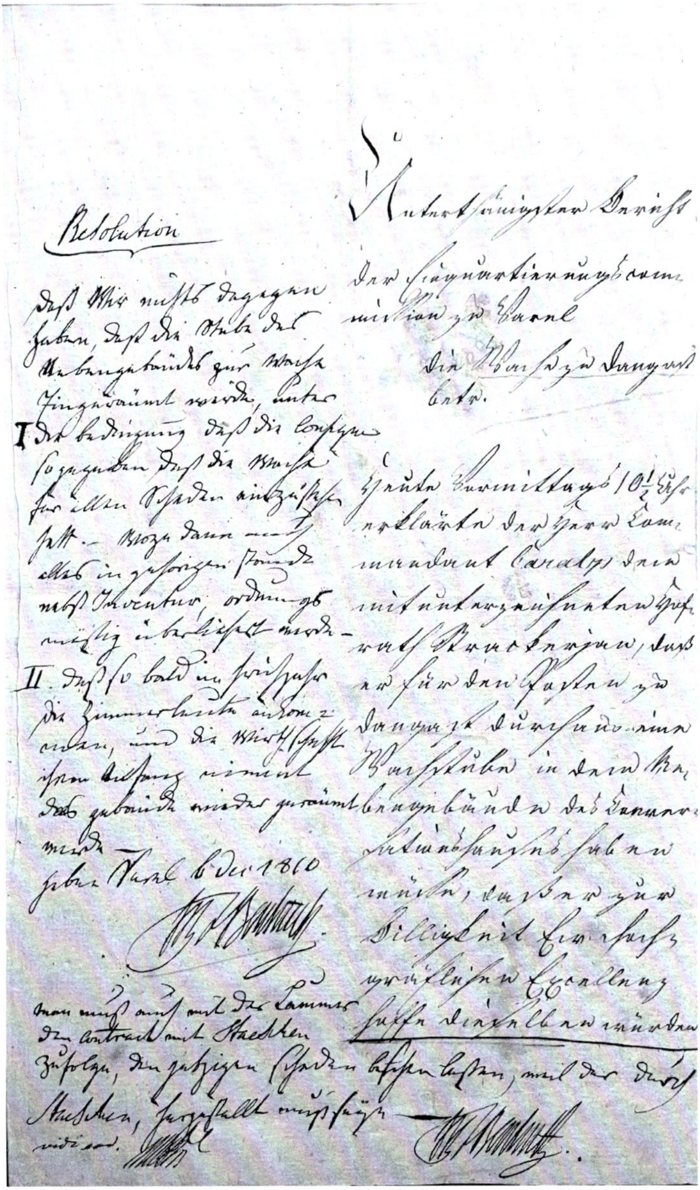

Resolution des Grafen Bentinck vom 6.12.1810

Dass die französischen Besatzer wenig zimperlich mit den Varelern umgegangen sind, dokumentiert ein weiterer Bericht des Hofrats Strackerjahn vom gleichen Tage: [17]

„Unterthänigster Bericht der Einquartierungscommißion zu Varel die Verpflegung des französischen Militärs betreffend

Heute Nachmittag um halb sechs Uhr hat der hiesige Herr Commandant gegen den unterzeichneten Hofrath Strackerjahn erklärt, daß er innerhalb vierundzwanzig Stunden die Bewilligung der verlangten Zutheilung von Commisbrod und Fleisch für die Soldaten verlange, widrigenfalls er militairische Zwangsmittel gegen unterzeichneten zur Hand nehmen werde. Wir müßen nunmehr unterthänigst bitten, uns vor Ablauf dieser Frist mit gnädigster Resolution zu versehen.
Varel, den 6. Dec. 1810
Strackerjahn"

Graf Bentinck hat auch hierauf noch am gleichen Tag geantwortet:

„Resolution
Da durch eine Abredung mit dem Herrn General Baron de Sailly festgesetzt ist, daß man die Soldaten einquartiert und die Einwohner ihnen mit sich speisen lassen, so finden wir uns nicht ermächtigt, einer Austheilung von Brod und Fleisch zu approbieren.
Varel, den 6ten Dec
WGF Bentinck"

Als im März 1813 die französische Herrschaft nach Napoleons gescheiterten Russlandfeldzug ins Wanken zu kommen schien, entwickelten sich auch in Varel und Kniphausen Unruhen, im Zuge derer französische Zollbeamte vom Volk entwaffnet, kaiserliche Hoheitsadler zerstört und Widerstand gegen französische Gendarmen geleistet wurde. Im Zuge dieser Unruhen hat sich Graf Bentinck als Maire von Varel dann etwas zu früh aus der Deckung gewagt. Am 19. und 20. März 1813 hat er seine Dienerschaft und seine Förster mit Waffen und Pferden ausgestattet und ist mit ihnen durch Bockhorn, Varel und Neuenburg gezogen, um die Ruhe im Land wieder herzustellen. Am 20. März hat er im Rahmen einer Proklamation erklärt, er habe beschlossen, *„die Regierung in unserer Edlen Herrschaft Varel nach ihrem ganzen Umfange wieder zu übernehmen“*[18] Das führte dazu, dass Graf Bentinck von der zurückkehrenden französischen Militärverwaltung unter dem Vorwurf des Landesverrats festgenommen und nach Wesel verbracht worden ist, wo er sich vor einem Spezial-Militärtribunal zu verantworten hatte. Die Dramatik seiner Situation wird deutlich, wenn man in Betracht zieht, dass zeitgleich in Bremen die Oldenburger Bürger von Finck und von Berger wegen ähnlicher Vorwürfe zum Tode verurteilt und sofort standrechtlich erschossen worden sind. Ebenso wie diese beiden wäre auch Bentinck mit Sicherheit hingerichtet worden, denn die Anordnung des Kriegsministers, des Herzogs von Feltre, lautete *„Graf Bentinck ist binnen 24 Stunden abzuurteilen und zu erschießen“*[19]. Allerdings bedurfte es dafür aus nicht näher bekannten formalen Gründen eines Tribunals von sieben Generälen. In Wesel waren aber nur sechs Generäle erreichbar. Ein siebter General, General de Thiébault, machte zufällig auf dem Weg zu seinen Truppen Station in Wesel. Er wurde zur Vervollständigung des Tribunals als siebter General hinzugezogen. De Thiébault hat sich als einziges Mitglied des Tribunals dem von ihm erwarteten Todesurteil ohne nähere Prüfung widersetzt. Er hat Bentinck ernsthaft angehört und auch Aussagen der von ihm benannten Zeugen eingeholt. Als Ergebnis dieser Beweisaufnahme kam er zu dem Schluss, dass Graf Bentinck als französischer Maire von Varel in den Unruhen zwar Entschlossenheit und Unzweideutigkeit habe vermissen lassen, dass er aber deshalb nicht die Todesstrafe verdiene.[20] Es gelang General de Thiébault dann auch, die übrigen Mitglieder des Militärtribunals mehrheitlich von dieser seiner Ansicht zu überzeugen. So ist Graf Bentinck nur sehr knapp der Todesstrafe entgangen. Durch Entscheidung des Militärtribunals vom 3. Mai 1813 wurde er aber des Landes verwiesen und zu Gefängnis „bis zum Frieden" verurteilt. Gleichzeitig wurden seine Güter zugunsten des Staates eingezogen.

Ein Detail am Rande: für die Erstellung eines - letztlich erfolglosen - Gnadengesuches an die französische Regierung hat Graf Bentinck später einen damals prominenten Rechtsanwalt hinzugezogen, dessen Verteidigungsschrift vorliegt.[21] Es handelt sich um den Avocat et Conseil Chauveau-Lagarde, der zuvor bereits die Kaiserin Marie-Antoinette gegen die Vorwürfe der Revolution verteidigt hat, allerdings auch damals ohne Erfolg, wie wir heute wissen.

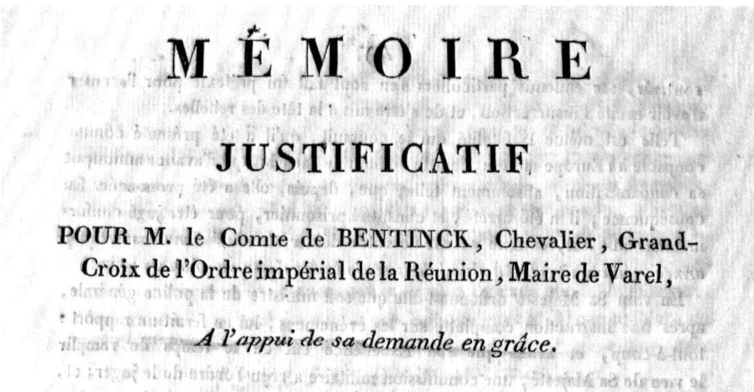
MÉMOIRE

JUSTIFICATIF

POUR M. le Comte de BENTINCK, Chevalier, Grand-Croix de l'Ordre impérial de la Réunion, Maire de Varel,

A l'appui de sa demande en grâce.

Titelblatt des Gnadengesuchs des Grafen Bentinck

Die folgende Zeit hat Graf Bentinck in französischer Gefangenschaft, zunächst in der Festung in Wesel und schließlich in einem Krankenhaus in Paris verbracht, wo er erst 1814 von den siegreich einrückenden alliierten Truppen befreit wurde. Was er bei Rückkehr nach Dangast im Jahr 1814 dort vorgefunden hat, ergibt sich aus einem Verzeichnis der Grundstücke im Besitz des Grafen Wilhelm Gustav Friedrich Bentinck[22], das im Rahmen des Enteignungsverfahrens gegen ihn auf Anforderung der französischen Administration im Oktober 1813 aufgestellt worden ist. Es nennt als Gebäudebestand der *„Bade-Anstalt zu Dangast“* für diesen Zeitpunkt:

„ein abgebranntes Haus,
ein kleines von Backsteinen erbautes Haus
und einiges Grün- und Bauland“.

Dem für diese Zeit bekannten Gebäudebestand lässt sich diese Beschreibung nicht eindeutig zuordnen. Späterem Schriftverkehr kann aber entnommen werden, dass mit dem „abgebrannten Haus“ das im ersten Plan als „Bade-Hausz“ und im Brandkassenregister als „Conversations- oder Seebadehaus“ bezeichnete Gebäude gemeint ist. Unter welchen Umständen das Conversationshaus abgebrannt war, ist bisher nicht bekannt. Der Brand kann allerdings nicht erst bei Abzug der französischen Besatzungstruppen geschehen sein, wie teilweise berichtet wird[23], denn aus späterem Schriftverkehr mit der Brandkasse ergibt sich, dass der Brandschaden schon am 10. März 1813 eingetreten ist.[24] Im März 1813 dauerte die französische Besetzung aber noch an. Wahrscheinlicher ist deshalb, dass ein Zusammenhang mit den Unruhen im März 1813 besteht. Urkundlich belegen lässt sich das bisher allerdings nicht.

Worauf sich die Bezeichnung *„kleines von Backsteinen erbautes Haus“* in der Aufstellung der französischen Verwaltung bezieht, ist ebenfalls unklar. Möglicherweise waren in der Aufstellung die Reste des Küchengebäudes gemeint, dessen zum Teil aus Backsteinen gemauerten Wände den Brand überstanden haben könnten. In einem Schreiben der Brandkasse vom 23. Oktober 1815 wird angegeben, dass das Conversationshaus vollständig, das Küchengebäude aber nur zu 3/4 abgebrannt war. [25]

Jedenfalls ist davon auszugehen, dass die Reste der erst acht bzw. neun Jahre zuvor errichteten Gebäude des Seebades in Dangast nach dem Brand 1813 nicht mehr nutzbar waren und der Betrieb des Bades deshalb zum Erliegen gekommen war.

II.
Von der Rückkehr des Grafen Wilhelm Gustav Friedrich Bentinck bis zu seinem Tod (1814 - 1832)

Nach Befreiung aus französischer Gefangenschaft durch die in Paris einrückenden alliierten Truppen ist Graf Bentinck im April 1814 nach Varel zurückgekehrt. Er konnte allerdings die Regierung nicht unangefochten wieder übernehmen, denn nun wurde ihm die Herrschaft von Peter Friedrich Ludwig von Oldenburg streitig gemacht, der in seiner Abwesenheit die Bentinckschen Besitzungen in Varel unter Oldenburgische Zwangsverwaltung (Sequestration) gestellt hatte. Da auch die „Seebade-Anstalt zu Dangast“ im Privateigentum des Grafen gestanden hatte, war auch diese zunächst von der Sequestration betroffen. Erst am 28. Dezember 1815 erhielt Graf Bentinck seine ursprünglich vom französischen Staat beschlagnahmten, mittlerweile aber vom Befreier Rußland an Oldenburg abgetretenen, in seinem privaten Eigentum stehenden Güter - und damit auch die Seebadeanstalt in Dangast - von Oldenburg zurück.

Die „untergeordnete Landeshoheit“ über Varel ist Wilhelm Gustav Friedrich Bentinck von Oldenburg erst am 12. Januar 1818 zurückgegeben worden. Weil er sich aber weigerte, Herzog Peter Friedrich Ludwig den Homagialeid für Kniphausen zu leisten, beanspruchte Oldenburg mit sehr zweifelhaften Argumenten dann wieder die Zwangsverwaltung über Varel und Kniphausen. Die endgültige Rückgabe der Mediatrechte, d.h. der Verwaltung und der niederen Gerichtsbarkeit, an der Herrschaft Varel an Wilhelm Gustav Friedrich Bentinck erfolgte erst am 14. Januar 1830. Kniphausen erhielt er bereits auf Grundlage des Berliner Abkommens vom 8. Juni 1825 zurück.

Nach seiner Rückkehr aus französischer Gefangenschaft stand Wilhelm Gustav Friedrich Bentinck jedenfalls vor den ausgebrannten Trümmern seines Seebades. Wie auch in allen anderen widrigen Lebenslagen, mit denen er in seinem Leben so häufig konfrontiert war, bewies er aber auch in dieser Situation, dass er nicht zur Resignation neigte. Schon bald hat er sich dem Wiederaufbau der Badeanstalt in Dangast gewidmet.

Der Schriftverkehr mit der Brandkasse, der nur lückenhaft überliefert ist, lässt erkennen, dass der Graf eine Entschädigungszahlung der Brandkasse für die verbrannten Gebäude seiner Seebadeanstalt erhalten hat, die es ihm ermöglichte, den Wiederaufbau zumindest in Angriff zu nehmen. So wandte sich die Brandkasse im Oktober 1815 mit dem folgenden Schreiben an die damals infolge der Sequestration noch zuständige herzogliche Kammer in Oldenburg[26]:

„*Nach einem am 10. März 1813 vom derzeitigen Herrn Maire Knobloch zu Varel aufgenommenen Procés-verbal, welcher an Höchstangeordnete Cammer gesandt und wovon dem unterzeichneten Brandcaßen-Inspector eine Abschrift zugefertigt worden, sind folgende im Brandversicherungsregister des Amts Varel pag. 530 auf den Namen des Herrn Grafen von Bentinck stehende Gebäude, als*

1. Conversations- oder Seebade-Haus
No. 38a (1261) aßecouriert zu *850 Rth*
2. Küche No. 38 b (1274) aßecouriert zu *900 Rth*

und zwar ersteres total, letzteres um 3/4 Theil abgebrannt, die deshalb aus der Brandcaße zu zahlende, fines auf 1525 Rth Gold betragenden Entschädigungsgelder aber bisher nicht abgefordert. Dies gibt dem Unterzeichneten die Veranlaßung, eine höchstangeordnete Administration der Gräflich Bentinckschen Güter jetzt, nachdem ein Zeitraum von länger als 2 1/3 Jahr seit dem stattgehabten Brande verfloßen ist, zur baldigen Empfang-

nahme der Entschädigungs Gelder gegen Erbringung entweder einer Cammer-Auszahlungsordre oder eines vorschriftsmäßigen Amtsattests und Ertheilung einer Quitung hiermit aufzufordern.
Oldenburg, am 23. Oktober 1815
Erckmann"

Schon die Tatsache, dass die Entschädigung der Brandkasse über einen Zeitraum von mehr als zwei Jahren nach dem Schadensfall nicht abgefordert worden ist, zeigt auf, dass die Abwicklung der Geschäfte des Grafen Wilhelm Gustav Friedrich Bentinck in der Zeit seiner französischen Gefangenschaft zum Erliegen gekommen war. Am 8. Juni 1820 ist dann das folgende Schreiben von der Oldenburgischen Kammer an den Amtmann Barnstedt in Varel gerichtet worden[27]:

„*Auf die von dem Bevollmächtigten, Amtmann Barnstedt zu Varel, eingereichte Vorstellung um Auszahlung der zum Bau eines Conversations- und Badehauses zu Dangast erforderlichen Summen von den aus der Brandcaße begleichenden Entschädigungs Geldern, wird hiedurch zur Resolution ertheilt, daß die für das im Jahre 1813 abgebrannte Conversations- und Küchenhaus aus der Brandcaße zu vergütende Entschädigungs Summe mit 1525 Rthr Gold bey derselben gegen Quitung in Empfang genommen werden könne, dagegen aber eine weitere Auszahlung von Entschädigungs Geldern, wegen des im Jahre 1817 abgebrannten Theils des Schlosses, behuf des neu erbauten Conversationshauses, nach der ausdrücklichen Bestimmung des § 32 der Brandcaßenverordnung, woraus das aus der Brandcaße auszuzahlende Quantum, lediglich zur Wiederaufbauung des abgebrannten Gebäudes verwandt werden soll, nicht zu bewilligen stehe.*
Oldenburg auf der Cammer 1820 Juny 8"

Offenbar hatte Graf Bentinck vergeblich versucht, eine ebenfalls ausstehende Entschädigung für den Brand des Vareler Schlosses, bei dem im Jahr 1817 ein Flügel vernichtet worden war, für den Neubau der Dangaster Gebäude „umzuwidmen", denn die Neubauten in Dangast sollten am Ende ein Mehrfaches der von der Brandkasse geleisteten Entschädigung kosten. Allein der Versicherungswert des Conversationshauses ist nach erfolgtem Neubau im Brandkassenregister auf nunmehr 3.500 Rthlr, d.h. den mehr als vierfachen Wert des abgebrannten Vorgängerbaus geschätzt worden.

Neubau der Gebäude des Seebades im Jahr 1820

Mit der Entschädigung, die der Graf von der Brandkasse für die abgebrannten Gebäude seines Seebades erhalten hat, war er in der Lage, den Neubau der Gebäude der Badeanstalt zu beginnen.

Das Conversationshaus

Am 26. Februar 1820 meldete der Gemeinnützige:

„Am 6. März Morgens 10 Uhr wird die Lieferung der, zur Erbauung eines Conversations- und Badehauses zu Dangast, erforderlichen Materialien, an Steinen, Dachziegel, Kalck und Tannenholz, sodann die desfällige Mauer-, Zimmer- und Schmiedearbeit, wie auch die Verfertigung einiger neuen Badekutschen, im Local der Gräflichen Rente-Cammer zu Varel, mindestfordernd ausverdungen.“

Am 9. März 1820 ist der Vertrag mit dem Baumeister Klees über die Errichtung eines neuen Conversationshauses und eines neuen Badehauses abgeschlossen worden.[28] Eine im Vertrag angesprochene Zeichnung („*der Riß*“) ist in der Akte nicht überliefert. Auf Grundlage der detaillierten Beschreibung in dem „*Inventarium der zur See-Bade-Anstalt zu Dangast gehörigen Gebäude*“[29], das der Amtmann Barnstedt und der Domäneninspektor Behrens am 30. Juli 1820 aufgenommen haben, lässt sich allerdings die folgende Aufteilung des „*in diesem Jahr neuerbauten Conversationshauses*“ schlüssig rekonstruieren:

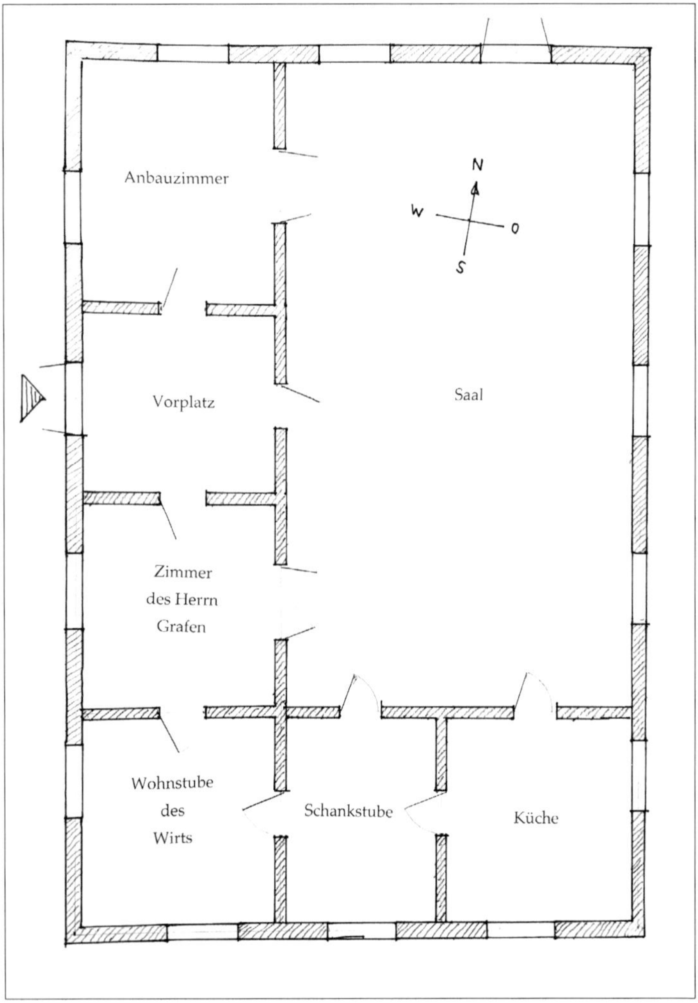

Rekonstruierter Grundriss des 1820 neu erbauten Conversationshauses

Es handelte sich um ein gemauertes Haus mit rechteckiger Grundfläche, 60 Fuß *(18,00 m)* lang und 40 Fuß *(12,00 m)* breit, das mit einem Ziegeldach eingedeckt war. Die Außenmauern waren hell verputzt, die Fenster mit Brüstungen aus Graustein ausgestattet.

Der Eingang ins Haus erfolgte - wie schon bei dem hölzernen Vorgängerbau - von Westen. Von einem kleinen Eingangsflur aus führte geradeaus eine zweiflügelige Tür in den Saal, rechts eine Tür in das „*Zimmer des Herrn Grafen*“, also den Raum, den sich Graf Bentinck selbst zur Nutzung vorbehalten hatte. Das Zimmer des Grafen hatte ein Fenster nach Westen, vor dem eine leinene Markise „*auf zwei eisernen Stangen und Zubehör zum Ausstellen*“ angebracht war. Möbliert war der Raum des Grafen mit einem Diwan, Spieltisch, Spiegel und „*Gardinen von grünem Kattun*“. Links vom Eingangsflur lag das sog. „*Anbauzimmer*“. Vom Zimmer des Grafen und vom Anbauzimmer führten jeweils zweiflügelige Türen in den Saal. Neben dem Zimmer des Grafen lag als südwestliches Eckzimmer die „*Wohnstube des Wirths*“, die über eine Tür mit dem Zimmer des Grafen verbunden war. An die Wohnstube des Wirts schlossen sich die „*Schankstube*“ und die Küche an. Unter der Schankstube befand sich ein aus Backsteinen gemauerter, gewölbter Keller (Größe 13 x 14 Fuß). Der Saal nahm mit einer Grundfläche von 45 x 27 ½ Fuß (ca. 111qm) gut die Hälfte des Conversationshauses ein. Er war mit einer „*Spiegelwand*“ ausgestattet. Auf der Nordseite des Saals führte eine zweiflügelige Tür ins Freie auf den Vorplatz zum Strand hin.

Offensichtlich erwies sich die Küche des Conversationshauses aber schon bald als zu klein, denn schon im Februar 1825 hat die gräfliche Kammer den Bau einer „*Küche am Conversationshaus*“ in Auftrag gegeben. Dabei dürfte es sich um einen Anbau an das bestehende Conversationshaus gehandelt haben. Die folgende Zeichnung dazu findet sich in den Akten:

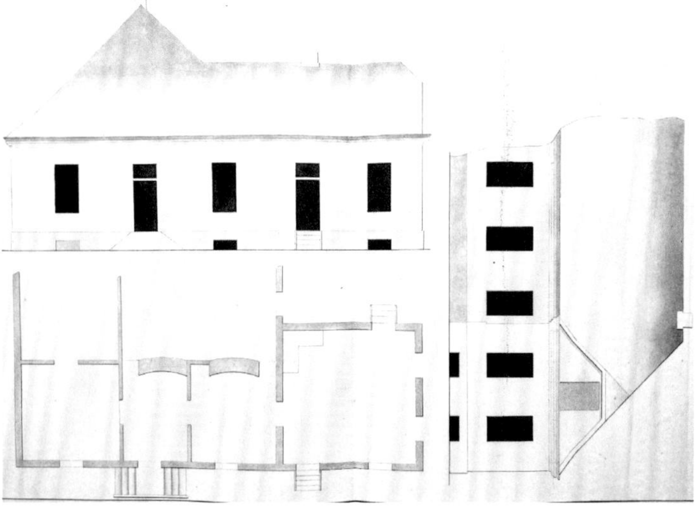

Vertragszeichnung für die Erweiterung des Conversationshauses[30]

Auch die Nutzung der Zimmer hat sich offenbar im Laufe der Zeit geändert, denn in dem Inventar, das im Jahr 1839 aufgenommen worden ist [31], wird das *„hintere Zimmer"* als das *„reservierte Zimmer des Herrn Grafen"* beschrieben, immer noch ausgestattet mit *„einem Diwan mit grünen Umhängen"*. Dabei dürfte es sich um den zuvor als „Anbauzimmer" bezeichneten Raum handeln.

Und auch um das Außengelände hat man sich gekümmert. Am 24. Juni 1820 meldete der Gemeinnützige:

„Das Anfahren von mehreren hundert Fudern Sand und einigen hundert Kley-Soden bei dem Conversationshause zu Dangast soll nebst dem Ebnen des Sandes und Aufsetzen der Soden, am 27. d.M. Nachmittags 3 Uhr an Ort und Stelle ausverdungen werden."

Möglicherweise ist mit diesen Materialien eine Rampe vom Strand zum hohen Ufer angelegt worden, die auf späteren Ansichten erkennbar ist.

Das Badehaus mit Wasserleitung

Neben dem Conversationshaus ist im Jahr 1820 auch ein neues Badehaus gebaut worden. Eine Zeichnung dafür findet sich ebenfalls nicht in den Akten. Auch hier kann aber den ausführlichen Inventaren im Hinblick auf die Ausgestaltung des Badehauses Wesentliches entnommen werden. So wird das Badehaus in dem Inventar vom 29. Mai 1839[32] beschrieben als massiv gemauertes Gebäude von 30 Fuß (9,00 m) Länge und 22 ½ Fuß (6,75 m) Breite. Im Erdgeschoss befanden sich vier abgetrennte Badezimmer, jedes mit einer Tür, einem Fenster und mit einer Badewanne aus Tannenholz ausgestattet.

Eine hölzerne Treppe führte auf den Dachboden, auf dem ein kupferner Kessel von 3 ½ Fuß (1,05 m) Durchmesser auf einer Feuerstelle und daneben mehrere hölzerne „*Kufen*“ (Fässer) untergebracht waren. Aus dem nahen Jadebusen ist über eine Wasserleitung mit Hilfe einer gestaffelten Kaskade aus hölzernen Wasserbecken und zwei Schwengelpumpen Seewasser in die Fässer auf dem Dachboden des Badehauses gepumpt, in dem Kupferkessel aufgewärmt und von dort über „*kupferne Röhren*“ in die Wannen im Erdgeschoss geleitet worden. Als Brennstoff wurde Torf verwandt, den Graf Bentinck aus seinem Torfmoor zur Verfügung gestellt hat.

Die Vertragszeichnung zum Werkvertrag mit dem Baumeister Klees zeigt die Konstruktion der Wasserleitung.
Daneben wird in dem Inventar aus dem Jahr 1839 „*eine kleine Feuerspritze mit kleinem Schlauch zum Douche-Bade*“ erwähnt.

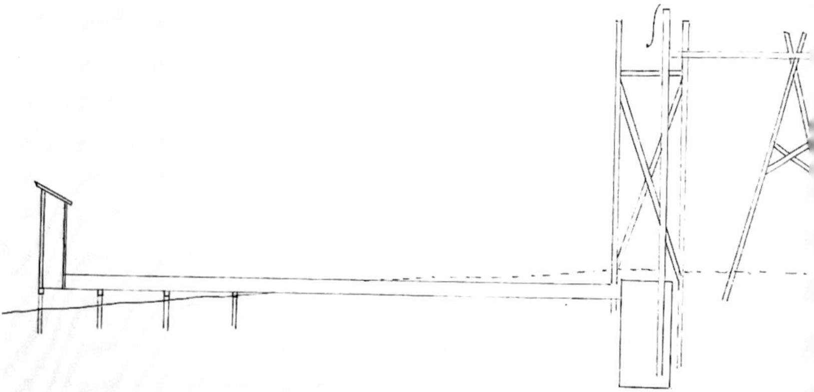

Konstruktionszeichnung der Wasserleitung, über die Meerwasser ins Badehaus gepumpt wurde

In dem Werkvertrag mit dem Baumeister Anton Klees über die Errichtung einer Wasserleitung zum Badehaus mit Pumpen und Wasserbehältern vom 26.06.1820[33] heißt es dazu u.a.:

„*Der Annehmer Baumeister Klees haftet dafür daß die Wasserbehälter zu der Wasserleitung, welche er ganz nach den Anordnungen des Ing. Behrens zu bauen hat, und das Schaff zu demselben am Badehause dicht sind und kein Wasser durchlassen. Er haftet namentlich dafür, daß sie bei der Abnahme vom Ing. Behrens wasserdicht befunden werden. Es ist auch die Ableitung des Wassers wieder nach dem Wasserbehälter bey dem Badehause nach dem Strande zurück, ebenso die Ableitung des Wassers aus den Badewannen ebenfalls nach dem Strande zurück, welche in dem Riß nicht mit bezeichnet in dem obigen Baue begriffen und hat der Annehmer dieselbe ganz nach der Anordnung des Ing. anzulegen.*“

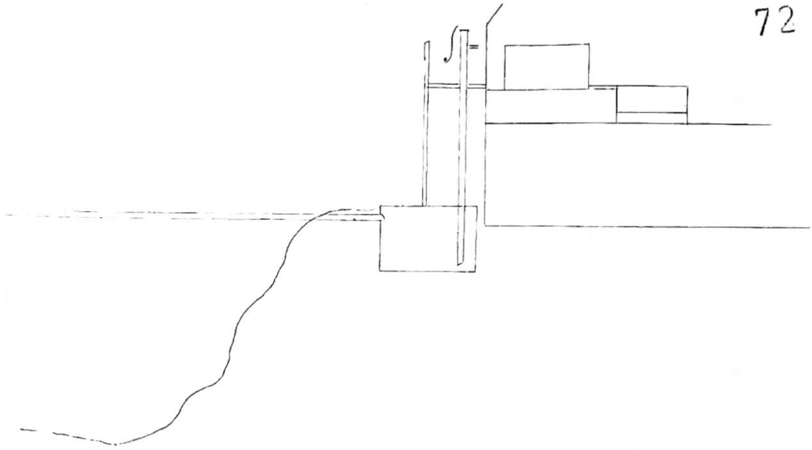

Das 1820 errichtete Badehaus ist später erweitert worden und beherbergt heute die Gaststätte „Klause“.

Der Stall

1820 muss ein Stall bereits vorhanden gewesen sein. Der Stall erwies sich offenbar als zu klein, denn 1820 wurde auch eine großzügige Erweiterung des Stalles in Auftrag gegeben.

Aus dem Werkvertrag[34]:

„Bedingungen betr. die Verlängerung des Stalles in Dangast: der Stall wird 40 Fuß (12,00 m) *in der jetzigen Breite verlängert, mit Dielen umschalet und mit Pfannen und Docken gedecket. An der einen Seite ist eine Krippe mit Höffen, an der anderen Seite aber nur eine Krippe anzubringen. Die Stube ist 10 Fuß* (3,00 m) *zu verlängern und mit einer Mauer ... zu umgeben, welche auswendig mit einem Anwurf und inwendig geputzt werden muß. Der Fußboden ist von astfreien tannenen Dielen zu belegen.“*

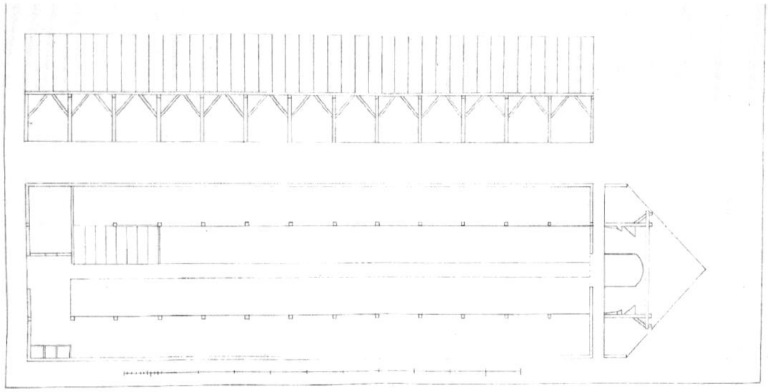

Vertragszeichnung für die Erweiterung des Stalles

Ein Stall mit diesen Ausmaßen erscheint für das kleine Seebad zunächst überraschend. Eine Schilderung aus den 1840er Jahren, also aus der Zeit des Grafen Gustav Adolph Bentinck lässt die Größe des Stalls aber durchaus plausibel erscheinen:

„*Auch zurzeit des Grafen Gustav war der Verkehr daselbst so lebhaft wie unter seinem Vorgänger. Und an den Sommersonntagen kamen außer dem Anhang des Grafen viele Landleute von nah und fern, auf zweispännigen Korb- und Ackerwagen. Dann waren die Ställe überfüllt und viele Pferde wurden noch an die Föhrenbäume angebunden. Die Gäste tummelten harm- und sorglos herum im Bade, im Gebüsche, am Strande, im Saale bei Musik und Tanz. Das Logierhaus war in der Saison stets voll besetzt. Das ganze Dorf Dangast war ein Heerlager von Kurgästen. Alle Stuben und Kammern waren vermietet. In den Viehställen und auf den mückenvollen Heuböden schliefen die Hausbesitzer mit Weib und Kind. Vier, fünf Kinder beiderlei Geschlechts in einem Bette auf Strohschüttung zu ebener Erde war nichts neues. Des morgens lagen die Hälfte der Schläfer daneben, der eine rechts, der andere links vom Bette: in einer Unschuld frei nach Adam und Eva im Paradiese, bunt gestochen von Malariamücken. Die gute Mutter suchte sie dann zusammen und half sie in die Kleider, die durchei-*

nander lagen wie Kraut und Rüben. - Aber schön war es! - Da gab es abends Juchhei und morgens Juchhei und die Kinder und Kurgäste waren dabei. Diese konnten dem lustigen freien Treiben dieser Republik nicht widerstehen und erwarben sich einen Platz in diesem Sozibett, für Bälle, Walnüsse oder Grausteinknicker. Sechs Grausteinknicker war der Zivilpreis für ein solches Nachtlager. Der Tross der Kutscher und Knechte, bis auf einige ältere, die sich nach den Pferden umsahen, die Neugierigen trubelten an diesen Sonntagen von der Badeanstalt zum Kruge im Dorfe. Dorthin lief es von allen Seiten, von Dienstboten, Fischern, Schiffern und sonstigen Einwohnern.“ [35]

Das alte Logierhaus

Über die nächste Erweiterung des Seebades berichteten die „Oldenburgischen wöchentlichen Anzeigen“ in der Beilage zu ihrer Ausgabe Nr. 20 der vom 19. May 1825:

„Indem die Direction der Dangaster Seebade-Anstalt die Eröffnung derselben auf den 1. Julius festsetzt, und alle diejenigen, welche die Seebäder an den Gestaden der Nordsee besuchen und benutzen wollen, auch nach Dangast freundlich einladet, darf sie nicht unbemerkt lassen, daß die Vorzüge, welche diese Anstalt schon wegen der Lage am festen Lande und in der Nähe des Fleckens Varel gewährt, durch viele, zur Verbesserung und Verschönerung neuerdings gemachte Anlagen noch ungemein erhöhet sind. Es ist ein Logirhaus neu erbauet, welches 15 geräumige und wohlmeublirte Zimmer und eine Küche enthält. Dasselbe steht nahe am Meeres-Strande und nur wenige Schritte vom Conversationshause und dem zu den warmen Bädern eingerichteten Gebäude. Billard und Kegelbahn fehlen nicht, und die nahe Umgebung der Anstalt ist durch Anpflanzungen verschönert. Bey der auch in diesem Jahre fortgesetzten Administration für Herrschaftliche Rechnung kann den Badegästen gutes Logis und gute Bewirthung und billige Preise zugesichert werden. Diejenigen welche Bestellungen wegen Zimmermiethe im Logirhause machen

wollen, werden ersucht, sich an den Badewirth Eberhard Meyer in Dangast zu wenden. Auch werden von demselben Aufträge zur Zimmermiethe in Privathäusern zu Dangast angenommen und prompt besorgt werden. Schließlich wird bemerkt, daß warme Bäder schon jetzt im Badehause zu bekommen sind.“

Graf Wilhelm Gustav Friedrich Bentinck hatte 1825 zur Erweiterung seiner Seebade-Anstalt einen Grundstücksteil in Erbpacht an den Kaufmann Melchior Rüschmann aus Varel vergeben, verbunden mit der Verpflichtung, darauf ein Logierhaus nach folgender Zeichnung zu errichten:

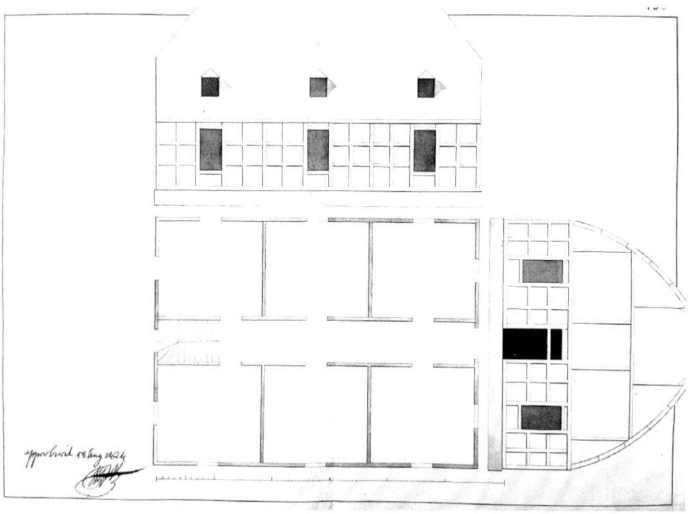

Vertragszeichnung für den Bau des Logierhauses

Vergleicht man die Zeichnung mit dem noch heute bestehenden Logierhaus und mit der Beschreibung in der zuvor zitierten Anzeige in den Oldenburgischen wöchentlichen Anzeigen, dann zeigt sich, dass der Bauentwurf nur einen Anhaltspunkt für die tatsächliche Ausführung gegeben hat: das Logierhaus ist tatsächlich nicht mit drei, sondern mit vier Achsen und - soweit heute erkennbar - nicht als Fachwerkbau, sondern mit massiv gemauerten

Außenwänden errichtet worden. Eine fünfte Achse ist offenbar in späterer Zeit angebaut worden. Im Erbpachtvertrag hat Graf Wilhelm Gustav Friedrich Bentinck dem Kaufmann Rüschmann zugesagt, ihm für den Bau des Logierhauses Bauholz aus seinen Forsten und auch Mauersteine zur Verfügung zu stellen, die auf dem Hof seines Schlosses in Varel lagerten. Diese Steine stammten aus dem Abbruch des Flügels dieses Schlosses, der im Jahr 1817 einem Brand zum Opfer gefallen war. Im Logierhaus sind also wohl teilweise Steine des Vareler Schlosses vermauert worden. An der heute einzigen unverputzten geklinkerten Außenwand des Logierhauses in westlicher Richtung lässt sich das allerdings nicht ablesen. Hier sind zwar unterschiedliche Klinkerformate verbaut, aber offenbar keine Klinker im Klosterformat, wie sie am Vareler Schloss zum Einsatz gekommen sind.

Auch zur Ausstattung des Logierhauses mit Möbeln hat der Graf beigetragen. Die Einzelheiten ergeben sich aus dem Erbpachtvertrag vom 4. Februar 1828[36]:

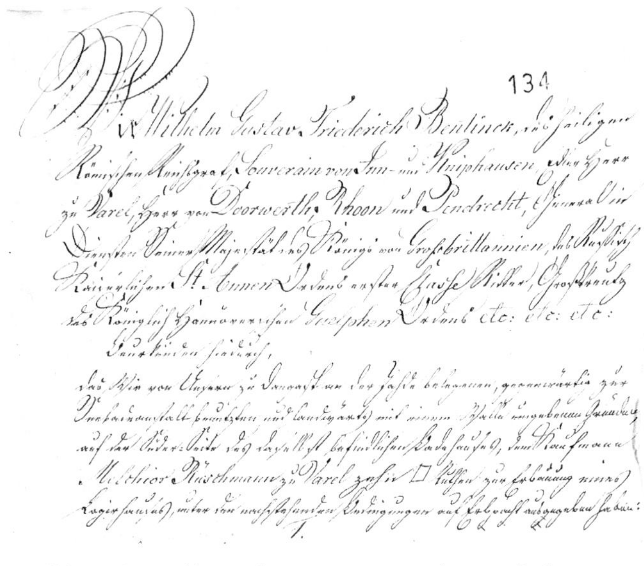
134

Wir Wilhelm Gustav Friederich Bentinck, des heiligen Römischen Reichsgraf, Souverain von Inn- und Kniphausen, Herr zu Varel, Herr von Doorwerth, Rhoon und Pendrecht, ... Grossbrittannien, ... St. Annen Ordens erster Classe Ritter, ... Guelphen Ordens etc. etc. etc.

... Melchior Rüschmann zu Varel ...

Titelblatt des Erbbaurechtsvertrages zwischen Wilhelm Gustav Friedrich Bentinck und dem Kaufmann Rüschmann aus Varel

„Wir Wilhelm Gustav Friedrich Bentinck, des heiligen Römischen Reichsgraf, Souverain von Inn- und Kniphausen, edler Herr zu Varel, Herr von Doorwerth, Rhoon und Pendrecht, General in Diensten seiner Majestät, des Königs von Großbrittanien, des Russischen Kaiserlichen St. Annen Ordens erster Classe Träger, Großkreutz des Königlich Hannöverschen Guelphen Ordens etc. etc. etc.

beurkunden hierdurch

Daß wir von unseren zu Dangast an der Jahde belegenen, gegenwärtig als Seebadeanstalt benutzten und landeinwärts mit einem Walle umgebenen Gründen, auf der Vorder-Seite des daselbst befindlichen Badehauses dem Kaufmann Melchior Rüschmann zu Varel zehn QuadratRuthen zur Erbauung eines Logierhauses unter den nachfolgenden Bedingungen auf Erbpacht ausgegeben haben:

1.
Es hat der Kaufmann Melchior Rüschmann für diese zu 10 QuadratRuthen abgemessenen, und ihm lediglich zur Erbauung eines Logierhauses überwiesenen Gründe alljährlich auf Martini, zunächst auf Martini 1825, 1 Rthr Goldes uns als Erbpacht zu erlegen.

2.
Derselbe ist schuldig und verbunden, auf diesen Gründen ein zum Logieren der Badegäste eingerichtetes Gebäude, nach dem von Uns am 18. Aug. 1824 approbierten Riße aufzuführen; wobei ihm jedoch nachgelassen bleibt, diesem Gebäude statt des auf dem Riße angegebenen Bohlendaches ein sogenanntes Mansardendach aufzusetzen. Dieser Bau geschieht nach Anweisung und unter spezieller Aufsicht Unserer Cammer, welche auch die hierzu erforderlichen Materialien und Arbeiten vorzusehen und überall dafür zu sorgen hat, daß dasselbe bestmöglich und gut vollführt wird.

3.

Zu diesem Bau werden von Uns dem Kaufmann Melchior Rüschmann die Mauersteine welche von dem abgebrannten Theile unseres Schlosses auf dem Schloßplatz zu Varel liegen, so weit sie dazu benutzt werden können, auch was hierzu an Tannen und Eichen-Holz aus Unseren Forsten genutzt werden kann, unentgeltlich überlassen, also und dergestalt, daß die Mauersteine auf dem Schloßplatze und das Holz auf dem Stamm im Forste angewiesen werden soll.

4.

Dem Kaufmann M. Rüschmann ist die Nutzung des wohlangestalt auf den ihm erbpachtlich überlassenen Gründen erbauten Gebäudes als Logierhaus für die Badegäste zu Dangast, insbesondere zum Vermiethen der darin befindlichen Zimmer, unter Aufsicht der Bade-Direction gestattet; und von uns die Verpflichtung übernommen, solange dieses Contractsverhältnis mit dem Kaufmann Rüschmann besteht, kein anderes Gebäude zum Logieren der Badegäste in Dangast zu erbauen.

5.

Es wird dem Kaufmann Rüschmann die zur Nutzung des Gebäudes als Logierhaus erforderliche Überwegung Unserer davor belegenen und dazu führenden Gründe gestattet.

6.

Der Kaufmann Rüschmann ist schuldig und verbunden, der von ihm solchergestalt aufzuführenden Gebäude Uns jederzeit gegen Herausbezahlung der von ihm zur Erbauung und Einrichtung desselben aufgewandten Summe, - welche zu dem Ende nach vollführten Bau und erfolgter vollständiger Einrichtung unten angefügt und anerkannt werden soll - zu Eigenthum zu überlassen.

7.
Sobald dieses Gebäude zufolge der im vorstehenden Artikel enthaltenen Bestimmung Unser Eigenthum geworden ist, fällt auch das unbeschränkte Eigenthum der Gründe worauf es gebaut worden an Uns zurück; und es instirt alsdann Artikel 1.

8.
Wir verpflichten Uns, dem Kaufmann Melchior Rüschmann zur ersten Meublierung der Zimmer in diesem Gebäude behilflich zu sein, und einige Uns entbehrliche Meublen und Geräthe demselben zu diesem Behuf unentgeltlich zu überlassen. Der Kaufmann Rüschmann ist dagegen verbunden, das von ihm zum Logirhause angeschaffte und das von Uns ihm dazu geschenkte Meublement gehörig zu inventarisieren, und Uns dasselbe sobald Wir das Gebäude nach Art. 6 übernehmen, gegen Erstattung lediglich seiner Auslagen für angeschaffte Meublen zu überlassen und abzuliefern."

Die Zimmer im Logierhaus waren *„mit Möbeln und Bett"* ausgestattet und konnten für 2 bis 3 Taler wöchentlich gemietet werden. Der Mittagstisch kostete 8 Groschen[37]

Die Kegelbahn

Die in der Anzeige für das Logierhaus erwähnte Kegelbahn ist zeitgleich mit dem Logierhaus errichtet worden. Es handelt sich um ein einfaches kleines Haus mit vier Fenstern, vor dem eine aus Holzdielen angelegte Kegelbahn mit Kugelrinne verlegt war.[38]

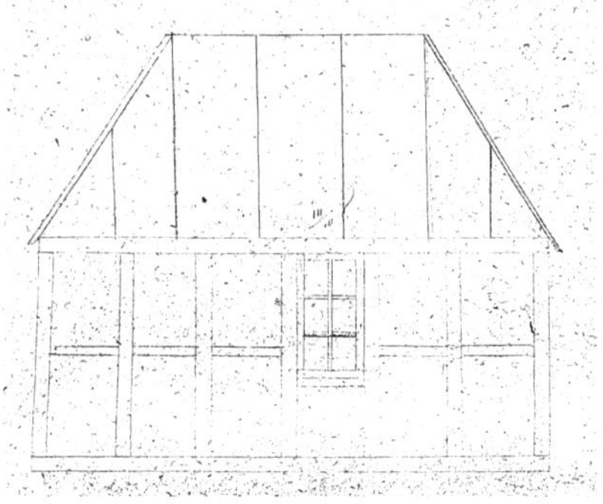

Zeichnung des Kegelhauses[39]

Das nachfolgende Bild zeigt die Bauten der Seebadeanstalt in Dangast um das Jahr 1830 von der Landseite aus:

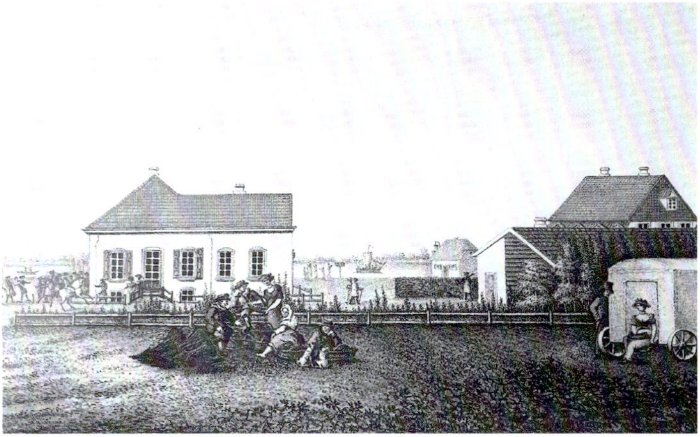

Ansicht der Reichsgräflich Bentinckschen Seebade-Anstalt zu Dangast
Lithographie um 1830

Links ist das im Jahr 1820 neu errichtete Conversationshaus zu sehen, im Hintergrund das kleinere Badehaus. Der Giebel, der über den Stall auf der rechten Bildhälfte herüberragt, gehört zum Logierhaus.

Die Ansicht von der Seeseite aus zu etwa gleicher Zeit zeigt die folgende Abbildung (von links: Badehaus, Logierhaus, Stall, Conversationshaus):

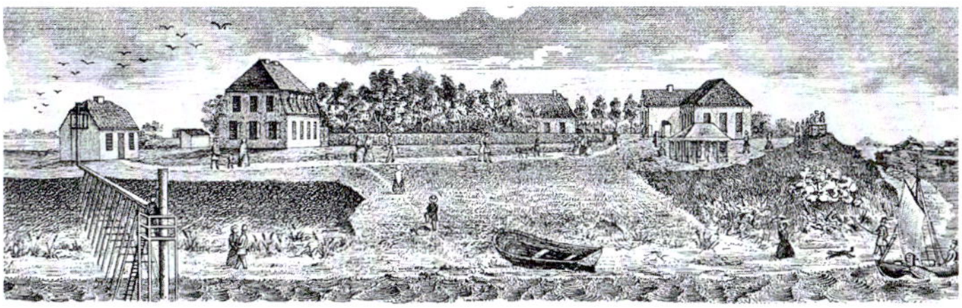

Ansicht Dangast von der Seeseite um 1830[40]

Die Verwaltung des Bades auf herrschaftliche Rechnung

Die 1820 neu errichteten Gebäude hat Graf Bentinck nicht mehr einem Pächter zum eigenständigen Betrieb verpachtet, sondern er hat sog. „Verwalter“ bestellt, die den Betrieb der Badeanstalt gegen eine feste Vergütung mit geringfügiger Gewinnbeteiligung „auf herrschaftliche Rechnung“ zu führen hatten. Im Verwaltervertrag für das Jahr 1824[41] ist das wie folgt geregelt:

„Varel in der Cammer 1824 Apr. 21

Wenn beschlossen worden, die Badeanstalt zu Dangast für die diesjährige Badezeit für herrschaftliche Rechnung verwalten zu laßen und gerne durch Eberhard Meyer, gegenwärtig ..., so sind die wegen dieser Verwaltung mit demselben abgeschloßenen Bedingungen in deßen Gegenwart zu deren Beurkundung in diesem Protocoll aufgenommen wie folgt:

§ 1
Eberhard Meyer verpflichtet sich zur Verwaltung der Badeanstalt zu Dangast für herrschaftl. Rechnung vom 1ten Mai bis 1ten Oct. d.J.

§ 2
Sämtliche zur Badeanstalt gehörigen Geräthe und das Ameublement daselbst wird ihm nach einem Inventario überliefert und hat er dasselbe nach dem Inventario demnächst wieder abzuliefern. Kleine Beschädigungen an den Geräthen und Meublen welche er nicht verschuldet, fallen ihm nicht zur Last, übrigens haftet er der Gräfl. Bentinckschen Administration für die ihm überlieferten Geräthe und Meublen.

§ 3
Über Einnahmen und Ausgaben für die Wirthschaft im Conversationshause sowohl als für die kalten u warmen Bäder, überhaupt wie die Badeanstalt erfordert und mit sich bringt, hat er genau

Buch zu führen und dasselbe auf Verlangen der Gräfl. Bent. Administration jederzeit vorzulegen.

§ 4
Er hat sich in Ansehung der ihm anvertrauten Verwaltung der Badeanstalt unbedingt der Anordnung und Anweisung der Gräfl. Bent. Administration zu unterziehen.

§ 5
Die zur Aufwartung erforderlichen Domestiken werden von der Gräfl. Administration angestellt und erhalten auch von dieser ihren Lohn, stehen jedoch unter Aufsicht des Eberhard Meyer als Verwalter der Badeanstalt, welches für eine gehörige Aufwartung, der Gräfl. Administration unbedingt ist, weshalb auch die Domestiken unter seine Aufsicht gestellt werden sollen.

§ 6
Es ist Eberhard Meyer gestattet, diese Verwaltung mit seiner jetzigen Braut Charlotte Speckels zu führen und der ihm ausgesetzte Lohn darauf berechnet, daß er eine namentlich zur Besorgung der Küche fällige Frauensperson im Conversationshause halte, wozu er mithin verpflichtet ist ohne aufs neue dazu fällige Vergütung Anspruch machen zu können.

§ 7
Für die getreue Erfüllung dieser von ihm gegen die Gräfl. Administration übernommenen Verbindlichkeiten erhält derselbe am 5. Oct. d.J. 50 Rthlr, schreibe fünfzig Thaler in Golde und über dem 10 Procent von dem der Gräfl. Administration während der Zeit vom 1ten Mai bis 1ten Oct d.J. für die Badeanstalt über die Summe von 200 Rthlr in Golde erwiesenen Netto Ertrage.

§ 8
Die für ihn und für die Haushälterin vid. § 6 erforderlichen Betten hat sich Eberhard Meyer auf eigene Kosten anzuschaffen. Übrigens hat er mit derselben freie Zehrung im Conversationshause.

§ 9
Es ist Meyer gestattet, im Conversationshaus für seine eigene Rechnung Zigarren zu verkaufen.

§ 10
Auch ist demselben gestattet, zur Wahrnehmung einiger Geschäfte im Hause des Badewirths am Garten ein- oder zweimal wöchentlich wochentags nach Varel zu gehen. Selbstredend jedoch bleibt er für die ihm anvertraute Verwaltung vom Tage der Überlieferung der Badeanstalt nebst Zubehören an bis zum Tage der Wiederablieferung unausgesetzt verantwortlich.

Eberhard Meyer hat nach gethaner Vorlesung dieses Protocolls zur Beurkundung seiner Genehmigung seines Gehalts hier unterschrieben.
Eberhard Meyer“

In einem späteren Entwurf für Verpachtungs-*(„Verganthungs-“)* bedingungen aus dem Jahr 1829 finden sich darüber hinaus noch die folgenden Bestimmungen:

„5. *Der Pächter darf nur denen Personen den Zutritt im Conversationshause gestatten und nur diejenigen bewirthen für deren anständiges Betragen er haften kann und muß er für die gehörige Absonderung der Fuhrleute und Domestiken seiner Gäste Sorge tragen. Die Verpächterin behält sich vor, sobald sie es zur Erhaltung einer guten Ordnung zweckmäßig findet, in dieser Hinsicht die angemeßenen Reglements zu erlassen, und überhaupt die dahin gehörigen Verfügungen zu treffen, denen der Pächter sich unweigerlich unterziehen muß.*

6. Der Pächter ist verpflichtet, seine Gäste billig und prompt zu bedienen. Er muß während Badezeit stets gute Getränke, namentlich Wein, Bier, Liqueur und Branntwein vorräthig haben, auch während jener Zeit, deren Dauer vom 1ten Juli bis Mitte September bestimmt wird, einen guten gehörig besetzten Mittagtisch für diejeni-

gen Gäste, welche sich desselben bedienen wollen, bereithalten. Nicht minder ist er verpflichtet, stets gutes frisches Fleisch, Brod, Butter und überhaupt alles, was zu einer gehörigen Bewirthung, namentlich zum Frühstück und Abendessen gehört, vorräthig zu haben. Im Falle über die Qualität und die Frische der Getränke und Speisen Klage geführt werden sollte, so ist die Verpächterin berechtigt, durch Dritte, von ihr zu ernennende Sachverständige, die Getränke und Speisen untersuchen zu lassen, und Pächter verpflichtet, auf deren Gutachten bessere Getränke und Speisen anzuschaffen resp. die Frische derselben zu bestimmen.

7. Dem Pächter werden, wie sub art. 1 dieser Bedingungen gesagt, zehn Badekutschen zur Benutzung überliefert, welche er während der Badezeit so auferhalten muß, daß sie ihrem Zwecke vollkommen entsprechen. Der Preis für den jedesmaligen Gebrauch einer Badekutsche wird auf 6 Gr Court. für die Person bestimmt. Pächter ist gehalten, während der Badezeit, vom 1ten Juli bis Mitte September auf Verlangen nach Verlauf einer halben Stunde seit erfolgter Bestellung und außer der Badezeit nach Verlauf einer Stunde ein warmes Bad im Badehause zu liefern. Der Preis eines einfachen warmen Bades wird auf 24 Gr Court. und eines Douche Bades auf 36 Gr. Court. bestimmt. Complizierte auf Anordnung des Badearztes verfertigte Bäder werden nach dessen Gutachten vergütet.“

Sowohl die Gebäude als auch die dem Verwalter für den Betrieb jeweils überlassenen Gegenstände und Geräte sind zum Anfang und zum Ende der Vertragslaufzeit in detaillierten Inventarien festgehalten worden, die heute wertvolle Hinweise zur Ausstattung des Bades liefern. So ergibt sich aus einem „*Verzeichniß derjenigen Mobilien und Materialien, welche dem Administrator der Badeanstalt in Dangast, E. Meyer, überliefert worden sind*“ [42], dass der Graf Silberzeug, Geschirr, Besteck und auch Tisch- und Bettwäsche aus dem Schloss in Varel für den Betrieb der Badeanstalt beigestellt hat. Aus anderen Unterlagen geht hervor, dass der Graf unentgeltlich auch Gemüse aus seinem Gemüsegarten und zum Heizen Torf aus seinen Torfmooren zur Verfügung gestellt hat.

Die enge Verbundenheit des Grafen mit der Badeanstalt in Dangast ergibt sich zudem aus der Tatsache, dass er sich in allen Pacht- und Verwalterverträgen auch in dem neu erbauten Conversationshaus einen Raum zur eigenen Nutzung vorbehalten hat, so z.B. im Pachtvertrag aus dem Jahr 1822[43]:

„Seine Hochgräfliche Erlaucht reservieren sich zum eigenen, ausschließlichen Gebrauch das rechts am Eingang des Conversationshauses befindliche Zimmer. Alle übrigen Zimmer namentlich der Saal und das an demselben anstehende Gesellschaftszimmer so wie die Stuben im Badehause muß Pächter mit guten hinreichenden Möbeln und Geräthen versehen ...“

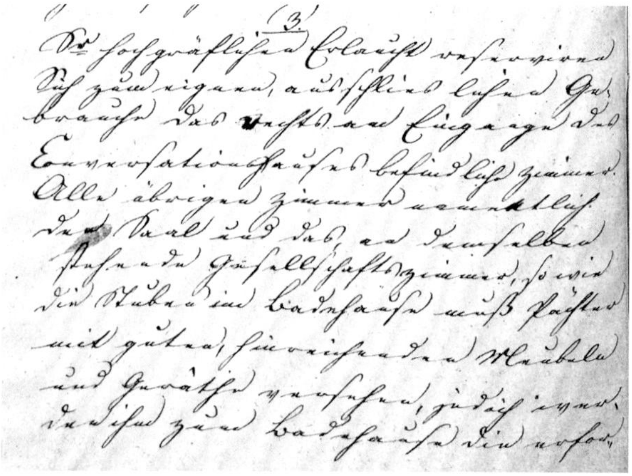
(3.)
Se. hochgräfliche Erlaucht reserviren
sich zum eigenen, ausschließlichen Ge-
brauche das rechts am Eingange des
Conversationshauses befindliche Zimmer.
Alle übrigen Zimmer namentlich
der Saal und das an demselben an-
stehende Gesellschaftszimmer, so wie
die Stuben im Badehause muß Pächter
mit guten, hinreichenden Möbeln
und Geräthen versehen, jedoch

Auszug aus dem Pachtvertrag für das Jahr 1822

Ganz unabhängig davon, ob die Badeanstalt in Dangast von einem Pächter geführt oder auf herrschaftliche Rechnung verwaltet wurde, hat sich Wilhelm Gustav Friedrich stets vorbehalten, die Ordnung des Badebetriebes vorzugeben. Eine dafür eingesetzte „Badedirektion“, der der Amtmann Barnstedt und der Inspektor Behrens angehörten, sollte den Betrieb des Seebades durch den „*Badewirth*“ überwachen. 1821 erließ diese Badedirektion ein detailliertes „*Reglement*“:

Seebade-Anstalt zu Dangast.

Reglement.

1) Der Badewirth haftet für das anständige Betragen seiner Gäste im Conversationshause. Fuhrleute und Domestiquen dürfen im Conversationshause nicht zugelassen werden. Diesen ist ein Zimmer im Nebengebäude bestimmt und angewiesen.

2) Die Auffahrt sowol wie das Reiten auf den, mit Pfählen bezeichneten Platz vor dem Conversationshause, ist untersagt. Die Wagen müssen auf dem Platze hinter dem Nebengebäude, nach Anweisung halten.

3) Im Saale des Conversationshause darf, wenn daselbst getanzt wird nicht geraucht werden.

4) Die Speisen und Getränke, welche der Badewirth ausgiebt, werden nach einer von der Badedirection approbirten Taxe sofort beim Empfange bezahlt.

5) Der Badeplatz für Damen ist am Strande hinter dem Badehause, und daselbst an beiden Seiten gehörig bezeichnet.

6) Die Badekutschen sind von Nro. 1 bis 9 nummerirt, und es kann jede derselben während einer Fluth zweimal benutzt werden.

Der Badewirth ist verpflichtet, während jeder Fluth zu einer Badekutsche 8 Einlaßcharten à 6 Gr.Cour., 4 zum ersten und 4 zum zweiten Bade, abzugeben. Die Dauer eines Bades ist auf eine halbe Stunde festgesetzt, und es müssen nach Verlauf dieser Zeit die Badekutschen von denen, welche Charten zum ersten Bade erhalten haben, geräumt werden.

7) Der zum Badeplatze für Damen bestimmte und bezeichnete Theil des Strandes, darf während der Fluth von niemanden als von diesen betreten werden.

8) Während der Badezeit muß der Badewirth einem Jeden auf Verlangen ein warmes Bad, und zwar innerhalb einer halben Stunde nach erfolgter Bestellung, liefern. Der höchste Preis für ein warmes Bad, ist auf 30 Gr. Courant bestimmt.

9) Die Tanzmusik wird mit 36 Gr. Courant für einen Nachmittag und Abend, von jedem Tänzer an dem Musicus Barleben vergütet.

10) Etwaige Erinnerungen und Beschwerden der Badegäste werden bei der Badedirection angebracht, welche sich bemühen wird, dieselben möglichst schnell zu erledigen.

11) Die Dauer der Badezeit ist bis ultimo September festgesetzt.

Varel 1821 Juli 1.

Die Badedirection.

Reglement für den Badebetrieb vom 1. Juli 1821[44]

Zur Aufsicht über Einhaltung des Reglements und der guten Sitten sowie allgemein zur Aufrechterhaltung der Ordnung auf dem Gelände der Badeanstalt war ein „*Bade-Commissair*" bestellt, der darauf zu achten hatte, „*daß stets nur anständige resp. solche Gäste im Conversationshause zugelassen resp. geduldet werden deren Erscheinen in einer honetten Badeanstalt nicht mißfällt*". Die folgende Instruktion hat Graf Wilhelm Gustav Friedrich Bentinck am 1. Juli 1826 selbst dazu erlassen[45]:

„*Instruction*
für den Bade-Commissair zu Dangast

§ 1
Der Bade-Commissair ist im Allgemeinen und unter Leitung der Badedirection auf den Nutzen und das Beste der Badeanstalt verpflichtet.

§ 2
Derselbe hat auf die Befolgung des von der Badedirection erlassenen Reglements zu achten, und insbesondere auch dafür zu sehen, daß stets nur anständige resp. solche Gäste im Conversationshause zugelassen resp. geduldet werden deren Erscheinen in einer honetten Badeanstalt nicht mißfällt.

§ 3
Wenn etwa zur Aufrechthaltung guter Ordnung von ihm polizeiliche Hülfe gesucht werden müßte, so hat er sich an den mit einem Commissario versehenen Officianten zu wenden, welcher an jedem Sonntage dort gegenwärtig seyn wird und speziell beauftragt ist, unter seiner Direction auf dem Platze vor und neben dem Conversationshause, im Stall und wo es sonst erfordert wird, Unordnung zu verhüten.

Ehe und bevor aber der Badecommissair polizeyliche Hülfe wider Gäste nachsucht, soll er diejenigen welche sich nicht anständig betragen mit möglichster Ruhe und Mäßigung zur Ruhe resp. zur Entfernung aus der Gesellschaft ermahnen und in dieser Hinsicht alles Aufsehen möglichst vermeiden.

§ 4
Der Badecommissair soll nicht minder darauf achten, daß die von den Gästen geforderten Speisen und Getränke denselben in angemeßener Güte und Quantität und zu den taxmäßigen Preisen verabreicht werden, daß die Bedienung der Gäste prompt vor sich gehe, daß bei Ertheilung der warmen sowohl als auch der kalten Bäder die gehörige Ordnung beobachtet werde und auch hierbei prompte Bedienung stattfinde.

Findet er auf Anzeige und Beschwerde der Gäste oder eigener Kundschaft, daß dies vernachlässigt werde, so hat er ungesäumt den Badewirth darauf aufmerksam zu machen, und solchergestalt Abhülfe der Beschwerden resp. Mangelzustand zu bewirken. Kann er die Abhülfe solchergestalt nicht veranlaßen, so hat er sich dieserhalb an die Badedirection zu wenden. Bei der Gast-Tafel im Conversationshause muß er Mittags und Abends zugegen seyn um daselbst die Bedienung der Gäste zu leiten.

§ 5
Für die Unterhaltung der Badegäste muß er nach Möglichkeit besorgt seyn, und auch zu dem Bade sich täglich im Conversationshause Vormittags sowohl als auch Nachmittags einfinden.

§ 6
Der Badecommissair ist auch verbunden, wohl darauf zu achten, daß alle zum Inventario der Seebadeanstalt gehörigen Geräthe und Sachen, auch die Badekutschen, Wasserleitungen etc. nicht weniger die Pflanzungen und Anlagen jeglicher Art, welche zur Anstalt gehören, möglichst geschont und in guter Ordnung erhalten werden.

§ 7
Die Abänderung resp. Erweiterung dieser Instruction bleibt vorbehalten.

§ 8
Für die Ableistung dieser Dienste vom 1ten Juli an so lange es erfordert wird, erhält der Badecommissair als Vergütung seiner Auslagen für Logis und Zehrung, täglich ein Rthlr Gold
Varel den 1 July 1826
Graf v Bentinck"

Trotz aller dieser Regelwerke und Vorkehrungen war Graf Bentinck aber offensichtlich nicht zufrieden mit der Führung seiner Seebadeanstalt durch die Pächter bzw. Verwalter. Deshalb hat er Anfang 1827 entschieden, nicht erneut Dritte mit der Verwaltung zu betrauen, sondern die Geschicke des Bades seiner Frau Sara Margarete Gräfin Bentinck, geb. Gerdes, zu übertragen. Dazu hat er den Vorschlag seiner Kammer, den Zuschlag für die Führung der Badeanstalt erneut an einen Verwalter zu erteilen, verworfen und wie folgt verfügt[46]:

„Auf den Bericht der Cammer in Pleno die Benützung der Seebade-Anstalt zu Dangast betreffend wird hiermit zur Resolution ertheilt, daß,

da die Verwaltung der letzten drey Jahren durch die schlechte Haushaltung des dazu bestellten Aufsehers nur Nachtheil und Schade entsprungen sey, eine zeitliche Verpachtung auf eins oder mehrere Jahre aber nur den totalen Verfall somit Untergang dieser für die Menschheit überhaupt, und insbesondere für die Wohlfahrt Unserer Unterthanen so höchst wichtige und heylsame Anstalt nach sich ziehen würde, der Zuschlag auf ihn in der am 22. d.m. vorgenommenen Verpachtung nicht zu ertheilen sey.

Und da Unsere Frau Gemahlin dahingegen angeboten hat, die ganze Administration auf sich zu nehmen, die jährliche Repara-

tionen in der Folge beschaffen zu laßen, und auch obendrein dafür zu sorgen, daß jährlich (dieses Jahr mit gerechnet) an unsere General Cassa aus der Einnahme der Anstalt, nach beendigter Badezeit eine Summa von 300, sage dreyhundert Rthr Gold, als Vergütung für die Zinsen des Capitals, das von Zeit zu Zeit davon aus unseren Revenuen verwendet ist, erwirtschaftet werde, Wir oben erwähntes Anerbitten unserer Gemahlin vorgeschlagener Maße angenommen, so hat unsere Cammer alles in gehörigen Stande setzen zu laßen und Ihro Erlaucht der Frau Gräfin am 1ten May d.J. also zu übergeben.
So geschehen Varel den 24 Januar 1827
Wilhelm Gustav Bentinck"

Ob die Gräfin ihre wirtschaftlichen Versprechen einhalten konnte, lässt sich den Akten nicht entnehmen. Da aber auch nichts Negatives über ihre Verwaltung aktenkundig geworden ist und Pachtverträge mit Dritten nach Aktenlage zu Lebzeiten des Grafen Wilhelm Gustav Friedrich Bentinck nicht abgeschlossen worden sind, ist zu ihren Gunsten anzunehmen, dass sie die Erwartungen des Grafen erfüllt hat. Immerhin war sie als tatkräftig und bodenständig bekannt und erfreute sich deshalb allgemeiner Beliebtheit. Berichtet wird, dass sie selbst häufig die Parterre-Wohnung des Logierhauses bewohnt habe und die gräfliche Küche unter ihrer direkten Leitung „ihre Schuldigkeit getan“ [47] habe.

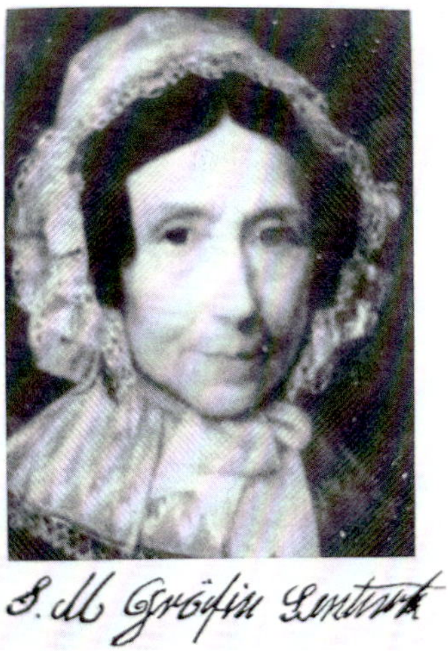

Gräfin Sarah Margarete Bentinck, geb. Gerdes

Nicht nur Graf Wilhelm Gustav Friedrich Bentinck hat für sich selbst stets einen Raum im Conversationshaus reserviert. In späteren Zeiten hat auch der Großherzog von Oldenburg im Logierhaus des Dangaster Seebades auf Dauer Zimmer für seine Kinder angemietet[48]. Das geschah aber erst in der zweiten Hälfte des neunzehnten Jahrhunderts, denn zu Lebzeiten von W.G.F. Bentinck und Peter Friedrich Ludwig von Oldenburg beherrschte der Konflikt über die Rechte des Grafen an Kniphausen und Varel die Beziehungen zwischen beiden Häusern.

Das Badeleben unter Wilhelm Gustav Friedrich Bentinck

Seine besten Zeiten hatte die Reichsgräfliche Seebadeanstalt zu Dangast ohne Zweifel zu Lebzeiten von Graf Wilhelm Gustav Friedrich Bentinck in den 1820er und 1830er Jahren. Damals wurden bis zu 800 Gäste pro Jahr gezählt [49].

Damit jeder wusste, wer sonst noch zugegen war, waren die Badegäste von der Bade-Direction in Person des Amtmanns Barnstedt und des Inspektors Behrens angehalten, *„ihren Nahmen nebst Stand, Wohnort und dem Tage der Ankunft“* in einem zu diesem Zweck ausgelegten Verzeichnis der Badegäste einzutragen. Leider findet sich in den Akten nur das Titelblatt dieser Liste ohne eingetragene Namen.

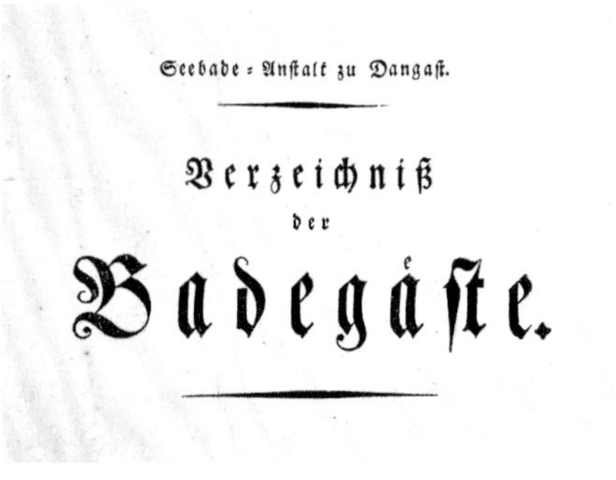
Seebade-Anstalt zu Dangast.

Verzeichniß der Badegäste.

Tietelblatt des Verzeichnisses der Dangaster Badegäste[50]

Offenbar hatte Graf Wilhelm Gustav Friedrich Bentinck selbst ganz erheblichen Anteil daran, dass sich sein Seebad allgemeiner Beliebtheit erfreute. Er wird jedenfalls als leutselig und nahbar beschrieben:

„Dieser Herr zieht nicht eine solche Barriere zwischen sich und seinen Unterthanen, wie so mancher kleine Souverän in Teutschland. Er giebt häufig Freibälle in Varel, unterhält sich gerne mit jedem, begiebt sich in die Wohnungen der Landleute, unterstützt Hilfsbedürftige u.s.w.“ [51]

Von einem Aufenthalt in Dangast im Jahre 1825 berichtet Theodor Christian Cay von Kobbe, Assessor im Oldenburgischen Justiz-Dienst und Bruder des Oldenburger Hofrats Friedrich von Kobbe:

„Dangast gehörte dem Reichsgrafen Bentinck, und war ein Lieblingsaufenthalt des verstorbenen, höchst originellen Herrn, auf den ich noch zurückkommen werde. Dieser hatte auch auf seine Kosten die eben genannten Gebäude aufrichten lassen und ließ die Wirtschaft für eigene Rechnung administrieren, oder verpachten …

Ich suchte die Herren auf, welche im Nebenzimmer rauchten, spielten und plauderten. O schöne Zeit damals, in dem Zimmer waren fast lauter Originale, der Reichsgraf an der Spitze. Er war u.a. englischer General, Holländischer Admiral, Träger des Russischen Großkreuzes. In allen möglichen Karrieren hatte er sich versucht, bis er lediglich die eines Souverains ergriff, und namentlich nach der Französischen Zeit die Rechte geltend machte, die er als Herr von Kniphausen hatte, und die er auf die eifersüchtigste Weise verteidigte. Er berief sich darauf, daß man es glücklicherweise vergessen habe, ihn in Wien zu mediatisieren und suchte auf alle mögliche Weise zu verhindern, daß dies noch nachträglich geschehe. Der alte Herr erschien jeden Sonntag mit drei seiner Söhne im Bad. Er behauptete, daß sie aus einer Ge-

wissensehe mit seiner früheren Wirtschafterin entsprossen seien. Er hatte sie wenigstens durch nachfolgende Ehe legitimiert. Der Graf hatte viel in der Welt erfahren und es war interessant, ihn reden zu hören, besonders wenn er von der holländischen Patriotenzeit erzählte, wo er bei dem Detachement, das ihn bewachen sollte, eine „Republik" eingeführt und die unfreundlichsten unter den Wächtern durch den Beschluß der Allgemeinheit, oft sogar mit Schlägen, gezüchtigt hatte. Mit dem Feuer eines Jünglings und der Phantasie eines Dichters begabt, lebte er fortwährend in weitgespannten Plänen ein beneidenswertes Leben, wodurch es denn auch möglich geworden war, daß er einmal alle Offiziere eines Regiments zusammengebracht, aber noch keinen einzigen Soldaten angeworben hatte. Er beklagte in vollem Ernst, daß sein fortgeschrittenes Alter es ihm unmöglich mache, den Griechen Hilfe gegen die Türken zu bringen, und amüsierte sich ohne irgendeinen Zweifel bei dem Gedanken, wie nur eben dieses Alter die Ursache sei, daß Griechenland sein Joch noch nicht abgeworfen habe. So ging es ihm in allen Dingen. Er sei stets dicht daran gewesen, das „perpetuum mobile" zu erfinden. Und er habe drei Projekte: einen Wagen, eine Draisine und ein Schiff, die er mit dieser Kraft bewegen wollte.

Im Übrigen war Graf Bentinck gastlich und herzlich, und man vergaß in seiner Gegenwart, ebenso wie er selbst, die Zeit, denn man hörte diesem jugendlichen Greis gerne zu, der so viel Wunderbares - aber immer Selbsterlebtes - berichtete." [52]

Im Conversationshaus spielte sonntags eine Kapelle zum Tanz auf, für die jeder Tänzer nach der Badeordnung des Jahres 1821 einen Beitrag von 36 Groten zu leisten hatte. Theodor von Kobbe berichtete auch darüber:

„Es war gegen Abend, als ich in Dangast anlangte, wohin ich von Varel aus einen Freund begleitete, der dorthin zum Tanze fuhr, welcher regelmäßig alle Sonntage im Konversationshause gehalten wurde und wohin nicht nur die Hautevolee von Varel ging -

mit dem Herrn Grafen Bentinck an der Spitze - sondern alle begüterten Gutsbesitzer aus der Nähe, selbst Jeveraner, Bockhorner und viele andere, die sich hier mit den Ihrigen zu versammeln pflegten. Der Stadtmusikus von Varel hatte sich dann mit seinen sieben bis acht „Oekonomen" zur musikalischen Aufwartung eingefunden. „Oekonomen" sage ich, da er in der Woche seine Mitmusikanten, die er nicht immer durch Walzer und Cotillons künstlerisch beschäftigen konnte, auf eine weit gesündere Weise für seinen Landbau zu verwenden pflegte. Denn die Zeiten waren schon vorbei, wo nach Mitternacht und Beendigung des Tanzes ein reicher Marschbauer den Musikanten oder auch nur einem einzigen der Fiedler zurief, er solle ihm irgendein Lied für einen Louisd'Or aufspielen, worauf ihn dann oft der Nachbar überbot und das Honorar für das Lied „Willkommen, o seliger Abend" sich sogar nochmal auf sieben Pistolen (Goldmünze) steigerte."

Das Getränkeangebot im Conversationshaus würde durchaus auch gehobenen heutigen Ansprüchen genügen, wie die Getränkekarte aus dem Jahr 1824[53] zeigt:

Allein drei verschiedene Rotweine aus dem Medoc, 2 Sorten Portwein, Champagner, Madeira, Malaga, „alter Franzwein" und alter Rheinwein, „Nierensteiner" Wein (gemeint ist wohl Moselwein aus Nierstein) aber auch anderes Hochprozentiges, wie drei verschiedene Genever, Kirschwasser, Rhum und Anisette wurden für die Gäste bereitgehalten.

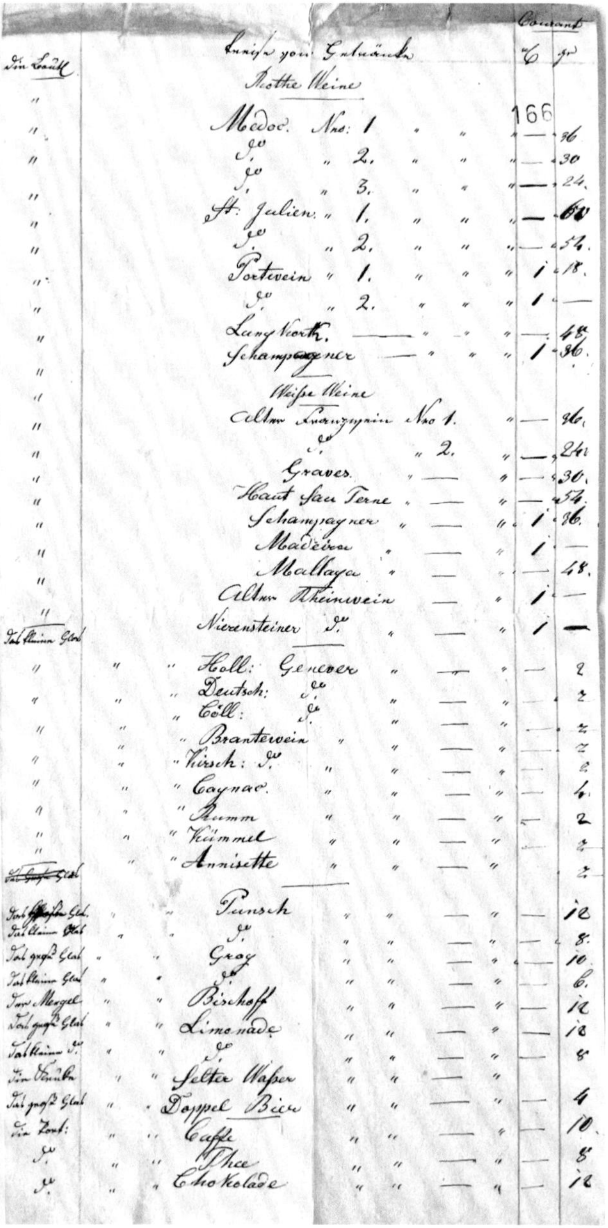

	Preise von Getränke	Courant Th	gr
Die Bouteille	Rothe Weine		
"	Medoc No: 1	—	36
"	do 2	—	30
"	do 3	—	24
"	St. Julien 1	—	60
"	do 2	—	54
"	Portwein 1	1	18
"	do 2	1	—
"	Lang Worth	—	48
"	Schampagner	1	36
"	Weiße Weine		
"	Alter Franzwein No 1	—	36
"	do 2	—	24
"	Graves	—	30
"	Haut Sau Terne	—	54
"	Schampagner	1	36
"	Madeira	1	—
"	Mallaga	—	48
"	Alter Rheinwein	1	—
"	Nierensteiner do	1	—
Das kleine Glas	Holl: Genever	—	2
"	Deutsch: do	—	2
"	Cöll: do	—	2
"	Brantewein	—	2
"	Kirsch: do	—	2
"	Caynac	—	4
"	Rumm	—	2
"	Kümmel	—	2
"	Annisette	—	2
~~Das große Glas~~			
Das große Glas	Punsch		12
Das kleine Glas	do	—	8
Das große Glas	Grog	—	10
Das kleine Glas	do		6
Der Mengel	Bischoff		12
Das große Glas	Limonade	—	12
Das kleine do	do		8
Die Krucke	Selter Waßer		
Das große Glas	Doppel Bier		4
Die Tasse	Caffe	—	10
do	Thee		8
do	Chokolade	—	12

Getränkekarte des Conversationshauses in Dangast aus dem Jahr 1824

Eine Abrechnung des Verzehrs des Reichsgrafen Wilhelm Gustav Friedrich Bentinck aus dem Jahr 1833[54] zeigt, dass der Graf neben warmen Bädern durchaus auch die eine oder andere Bouteille Wein und Champagner genossen hat.

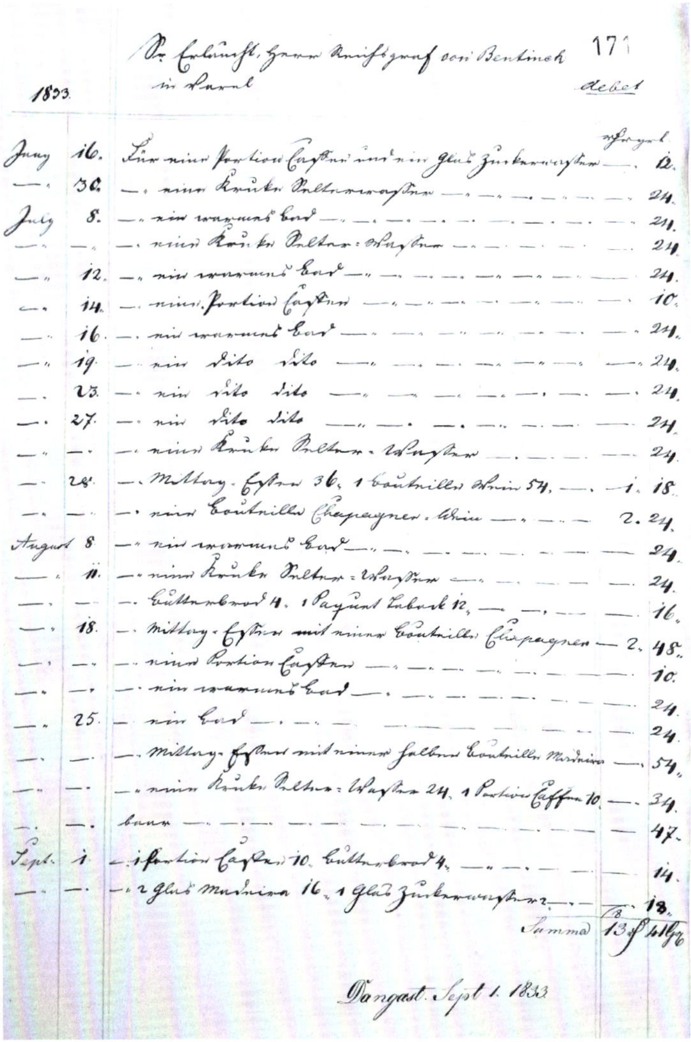
Ihro Erlaucht, Herrn Reichsgraf von Bentinck in Varel 171

1833 debet

				Schgrot
Juny	16.	Für eine Portion Caffee und ein Glas Zuckerwasser		12.
—	30.	— eine Kräuter [illegible] Wasser		24.
July	8.	— ein warmes Bad		24.
—	—	— eine Kräuter [illegible] Wasser		24.
—	12.	— ein warmes Bad		24.
—	14.	— eine Portion Caffee		10.
—	16.	— ein warmes Bad		24.
—	19.	— ein dito dito		24.
—	23.	— ein dito dito		24.
—	27.	— ein dito dito		24.
—	—	— eine Kräuter [illegible] Wasser		24.
—	28.	— Mittags-Essen 36, 1 Bouteille Wein 54.	1.	18.
—	—	— eine Bouteille Champagner-Wein	2.	24.
August	8.	— ein warmes Bad		24.
—	11.	— eine Kräuter [illegible] Wasser		24.
—	—	— Butterbrod 4. 1 Paquet Taback 12.		16.
—	18.	— Mittags-Essen mit einer Bouteille Champagner	2.	48.
—	—	— eine Portion Caffee		10.
—	—	— ein warmes Bad		24.
—	25.	— ein Bad		24.
—	—	— Mittags-Essen mit einer halben Bouteille Madeira		54.
—	—	— eine Kräuter [illegible] Wasser 24. 1 Portion Caffee 10.		34.
—	—	baar		47.
Sept.	1	— 1 Portion Caffee 10. Butterbrod 4.		14.
—	—	— 2 Glas Madeira 16. 1 Glas Zuckerwasser 2.		18.
		Summa	13	41

Dangast. Sept 1. 1833

Abrechnung des Verzehrs des Grafen Bentinck für das Jahr 1833

Auf der Rechnung für seine Frau[55] erschienen 1833 dagegen neben kalten Bädern diverse „Römer Wein mit Butterbrod“, aber auch hier so manche Bouteille Wein und Champagner.

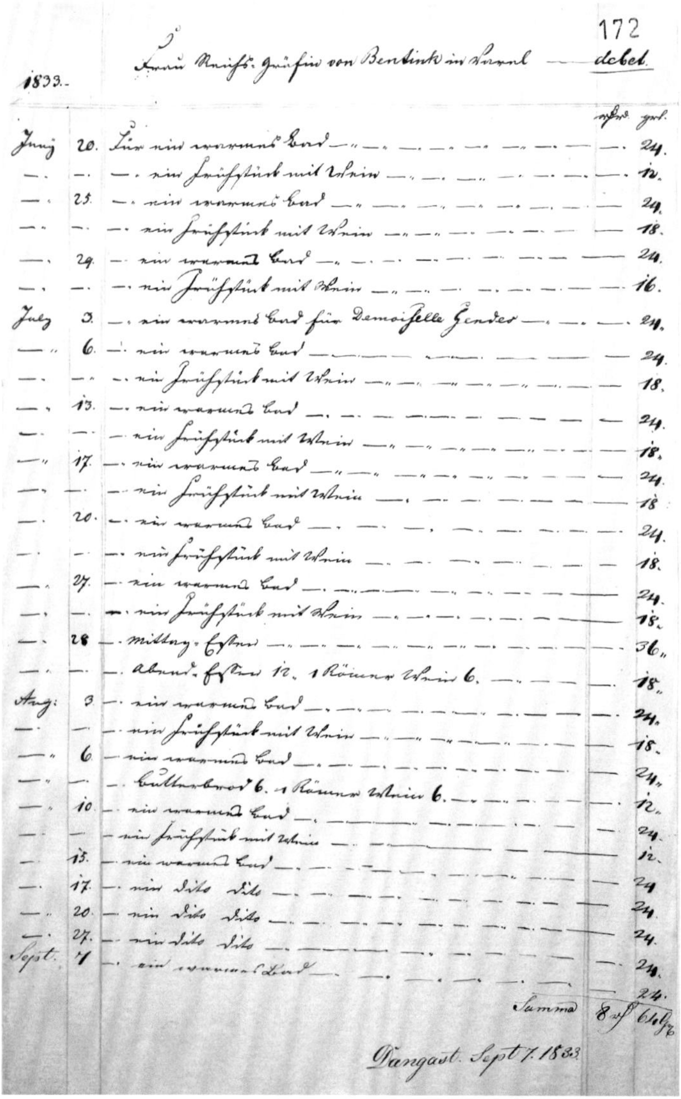

172

1833. Frau Reichs-Gräfin von Bentink in Varel — debet.

			rthr.	grl.
Juni	20.	Für ein warmes Bad		24.
—	—	— ein Frühstück mit Wein		12.
—	25.	— ein warmes Bad		24.
—	—	— ein Frühstück mit Wein		18.
—	29.	— ein warmes Bad		24.
—	—	— ein Frühstück mit Wein		16.
July	3.	— ein warmes Bad für Demoiselle Gerdes		24.
—	6.	— ein warmes Bad		24.
—	—	— ein Frühstück mit Wein		18.
—	13.	— ein warmes Bad		24.
—	—	— ein Frühstück mit Wein		18.
—	17.	— ein warmes Bad		24.
—	—	— ein Frühstück mit Wein		18.
—	20.	— ein warmes Bad		24.
—	—	— ein Frühstück mit Wein		18.
—	27.	— ein warmes Bad		24.
—	—	— ein Frühstück mit Wein		18.
—	28	— Mittag-Essen		36.
—	—	— Abend-Essen 12. 1 Römer Wein 6.		18.
Aug:	3	— ein warmes Bad		24.
—	—	— ein Frühstück mit Wein		18.
—	6	— ein warmes Bad		24.
—	—	— Butterbrod 6. 1 Römer Wein 6.		12.
—	10	— ein warmes Bad		24.
—	—	— ein Frühstück mit Wein		12.
—	15.	— ein warmes Bad		24.
—	17.	— ein dito dito		24
—	20.	— ein dito dito		24.
—	27.	— ein dito dito		24.
Sept.	1	— ein warmes Bad		24.
		Summa	8	64

Dangast. Sept 7. 1833.

Abrechnung des Verzehrs der Gräfin Bentinck für das Jahr 1833

Weitere Abrechnungen für die Söhne liegen vor. Belegt ist damit, dass die Mitglieder der gräflichen Familie ihre Seebadeanstalt selbst regelmäßig genutzt haben, und zwar - wenn man den Daten auf den Rechnungen Glauben schenken kann - jedenfalls im Jahr 1833 der Graf und die Gräfin getrennt an verschiedenen Tagen.

Aus den jährlichen Bilanzen des Seebades ergibt sich ebenfalls, dass das herrschaftliche Haus sich offenbar nicht genötigt gesehen hat, seine Rechnungen zu begleichen, denn die auf die Mitglieder der gräflichen Familie entfallenden Rechnungsbeträge wurden in den Bilanzen den Ausgaben zugeordnet, so sind z. B. in der Bilanz des Jahres 1825 für die gräfliche Familie insgesamt rund 100 Reichstaler als „rückständig gebliebene Restanten" ausgewiesen[56].

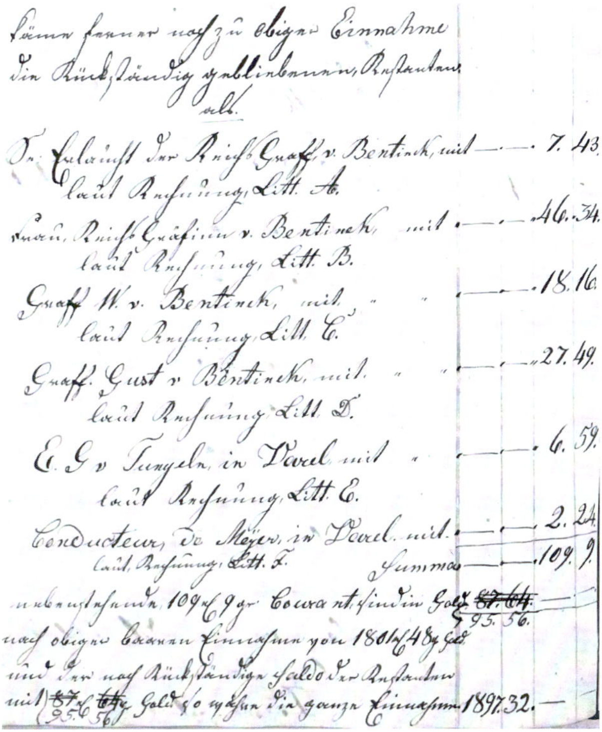
Kämen ferner noch zu obiger Einnahme
die Rückständig gebliebenen Restanten
als.
Dr. Excellenz des Reichs Graf v. Bentinck, mit — 7. 43.
laut Rechnung Litt. A.
Frau Reichs Gräfinn v. Bentinck, mit — 46. 34.
laut Rechnung Litt. B.
Graf W. v. Bentinck, mit — 18. 16.
laut Rechnung Litt. C.
Graf. Gust v Bentinck, mit — 27. 49.
laut Rechnung Litt. D.
E. G. v Tungeln, in Varel mit — 6. 59.
laut Rechnung Litt. E.
Conducteur, de Meyer, in Varel mit — 2. 24.
laut Rechnung Litt. F. Summa — 109. 9.
vorstehende 109 Rt 9 gr Courant ist sind in Gold ~~87. 64.~~ 95. 56.
nach obiger baaren Einnahme von 1801 Rt 48 gr Gold
und der noch Rückständigen saldo der Restanten
mit ~~87 Rt 64~~ (95 Rt 56) Gold so ergeben die ganze Einnahme 1897.32. —

Auszug aus der Bilanz des Seebades Dangast für das Jahr 1825

Für einen Taler bekam man damals etwa 2 Flaschen Champagner. Der Verzehr der gräflichen Familie war also nicht unerheblich. Dabei muss aber berücksichtigt werden, dass der jeweilige Verwalter das Seebad ja „auf herrschaftliche Rechnung“ betrieb. Die ausgebliebene Zahlung belastete also allein die gräfliche Kasse und keinen Dritten.

Graf Wilhelm Gustav Friedrich Bentinck starb am 22.10.1835 in Varel.

Theodor von Kobbe hat Gustav Adolf von Bentinck, dem Sohn des Grafen, lange nach dessen Tod eine Skizze des alten Grafen übersandt, die ihn in seinen letzten Lebensjahren zeigt [57].

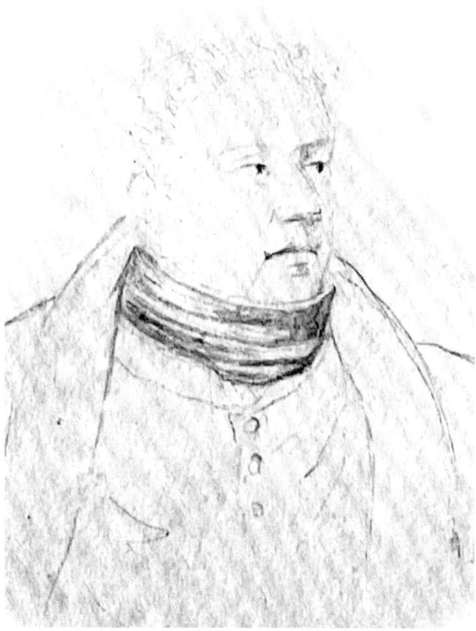

Graf Wilhelm Gustav Friedrich Bentinck
in seinen letzten Lebensjahren
(Zeichnung eines unbekannten Künstlers)

III.
das Seebad unter Gustav Adolph Bentinck (1833 - 1852)

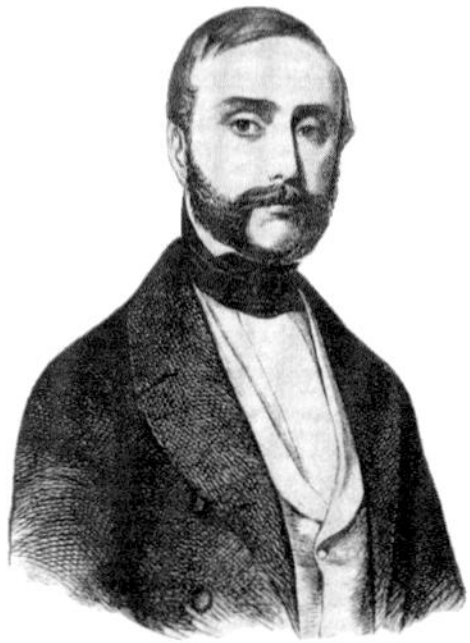

Sein Sohn Gustav Adolph war in sehr aufwändige Prozesse mit seinen Cousins verstrickt, in denen es um die Frage ging, ob er als Sohn aus der nicht ebenbürtigen zweiten Ehe seines Vaters mit Sarah Gerdes berechtigt war, seinem Vater als Landesherr zu folgen. Dieser Prozess, bekannt als „Bentinckscher Sukzessionsstreit" hat seinerzeit in ganz Deutschland großes Interesse geweckt und viele damals bekannte Juristen zu Stellungnahmen veranlasst. Er erforderte die ganze Aufmerksamkeit des Grafen.

Der Badebetrieb in Dangast verlor in dieser Zeit stetig an Bedeutung. Aus dem Jahr 1847 wird berichtet, dass das Seebad in Dangast pro Jahr nur noch durchschnittlich von 60 bis 80 Personen besucht wurde.[58] Dabei dürften allerdings nur diejenigen Gäste berücksichtigt sein, die für längere Aufenthalte in Dangast blieben, nicht die schon damals wohl zahlreichen Tagesgäste aus dem Umland.[59]

Dennoch ist festzuhalten, dass 1847 die besten Zeiten des „Reichsgräflich Bentinckschen Seebades zu Dangast" vorbei waren. Die Badeanlagen waren nicht mehr in gutem Zustand, der

Badestrand verschlickt und der Strandabbruch an dem „Hohen Ufer“, das damals noch nicht durch die im Jahr 1905 gebaute Klinkermauer gesichert war, war so weit fortgeschritten, dass das Badehaus *„nur noch 20 Fuss von den Abbrüchen entfernt war“*.[60]

Nach dem Tod des Grafen Wilhelm Gustav Friedrich Bentinck wurde die Verwaltung des Seebades wieder Dritten übertragen. Ab 1. Mai 1842 hat Christian Diers die Verwaltung übernommen. Die ihm für die Durchführung des Vertrages erteilte „Instruction“ [61] lautet wie folgt:

„Instruction
für den mit der Verwaltung der Badeanstalt zu Dangast beauftragten Christian Diers in Varel

1.
Dem gedachten Chr. Diers wird die Verwaltung der Badeanstalt in Dangast während der Zeit vom 1. May 1842 bis dahin 1843 anvertraut, und muß er sich in allen diese Verwaltung betreffenden Angelegenheiten der Aufsicht und den Anordnungen der Lammer unbedingt und unweigerlich unterziehen.

2.
Diers und dessen Ehefrau müssen das herrschaftliche Interesse nach Kräften vertreten; auf die Verwaltung Conservation und Verbesserung der Anstalt den möglichsten Fleiß verwenden und überall, namentlich auch bei der Aufwartung persönlich Hand anlegen.

3.
Er muß die Gebäude der Anstalt während des ganzen Jahres bewohnen. Ihm wird zu dem Ende ein Zimmer im Conversations- oder Logierhause angewiesen und eingerichtet. Die ihm für sich und seine Familie nothwendigen Betten und Küchengeräthe muß er sich selbst beschaffen. Während der Dauer der Badezeit vom 1ten Juli bis Ende Aug. findet er mit seiner Frau Verkösti-

gung für Rechnung der Anstalt; im Übrigen muß er für seine Verköstigung selbst sorgen.

4.
Ihm werden alle, zur Badeanstalt gehörigen Gebäude, Geräthe und Mobilien bei Beginn der Administrationszeit nach einem Inventarium überliefert. Er muß für deren Conservation die möglichste gewissenhafte Sorge tragen und sie mit Ablauf seiner Zeit wieder abliefern. Er hat die Cammer zeitig in Kenntniß zu setzen, wenn an den Gebäuden, Geräthen und Mobilien etwas fehlet und darf ohne deren Zustimmung überall keine Arbeit daran vornehmen lassen, noch neue Stücke anschaffen.

5.
Die zur Aufwarthung und sonst bei der Anstalt erforderlichen Domestiken stehen unter seiner Aufsicht. Er ist für deren Betragen und die genaue Verrichtung der ihnen aufgetragenen Arbeiten verantwortlich. Selbstredend wird er bei der Wahl dieser Domestiken zugezogen.

6.
Er muß die Anschaffung aller, für die Anstalt während der Badezeit erforderlichen Victualien nach näherer Bestimmung der Cammer besorgen. Soviel möglich ist alles sofort zu bezahlen.

7.
Ueber Einnahmen. und Ausgaben bei der Anstalt muß er genau Buch führen, und zwar hinsichtlich der Wirthschaft im Conversationshause, der Bäder und des Logierhauses, über jeden dieser Gegenstände besonders. Er muß die derselbigen Bücher der Cammer jederzeit zur Einsicht vorlegen und den Cassenbestand wöchentlich abliefern. Die Einrichtung der Bücher wird ihm näher angegeben. Über jeden Gegenstand der Einnahmen sind soviel wie möglich besondere Notizen aufzunehmen, namentlich über die Einnahmen für Mittagstisch, für die Bäder, für das Logirhaus etc.

8.
Was das Logirhaus betrifft, so darf er, ohne sich zuvor mit dem Rentmeister Rüschmann verständigt zu haben, kein Zimmer vermiethen. An diesen als Eigenthümer des Logirhauses ist auch die Miethe für die Zimmer abzuliefern.

9.
Die sämmtlichen Gebäude und Geräthe der Anstalt muß Diers während des ganzen Jahres beaufsichtigen; die Gebäude rein erhalten, die Fenster fleißig öffnen, die Betten lüften und überhaupt alles thun um jene Gebäude und Geräthe zu conservieren.

10.
Als Vergütung für die getreuliche Erfüllung der ihm als Verwalter obliegenden Pflichten erhält Diers jährlich 80 Rthlr Gold, August werden ihm 4 Fuder Torf geliefert.
Varel in der Cammer 1842 Febr. 21"

Der Verwalter Diers hat die ihm übertragenen Aufgaben wohl zur Zufriedenheit des jungen Grafen erfüllt, denn sein Verwaltervertrag wurde für die Jahre 1843 bis 1846 durch schriftliche Vermerke über die erneute Verpflichtung und danach bis zum Ende der Bentinckschen Herrschaft formlos verlängert.

1847 hat Graf Gustav Adolph Bentinck schließlich von seinem Recht zum Rückkauf des Logierhauses von dem Vertragspartner des Erbpachtvertrages, dem Rentmeister Rüschmann, Gebrauch gemacht. Dazu hat sich das Finanz-Collegium zu Varel mit Schreiben vom 4. Februar 1847[62] mit folgendem Anliegen an den Grafen gewandt:

„Das Finanz-Collegium zu Varel berichtet unterthänigst wegen des Logierhauses zu Dangast
Varel 1847 Februar 4
An Gnädigste Herrschaft.
U.P.M.

Gnädigste Herrschaft haftet bekanntlich dem Rentmeister Rüschmann für das zur Erbauung des Logierhauses zu Dangast verwendete Geld nebst fünf Prozent Zinsen. Der Rentmeister Rüschmmann hat sich erboten, die Zinsen auf vier Prozent herabzusetzen, wenn ihm das noch rückständige Capital mit vier Prozent Zinsen nunmehr bezahlt und das Logierhaus jetzt von Gnädigster Herrschaft übernommen werde. Diese Offerte dürfte umso mehr zu akzeptieren sein, da das Logierhaus, und die Badeanstalt zu Dangast aufrechterhalten werden und nicht in Disrennomie kommen soll, bedeutender Verbesserungen bedarf, welche der Rentmeister Rüschmann nicht vornehmen kann und wird.

Das Finanz-Collegium bittet demnach unterthänigst um die Autorisation, dem Rentmeister Rüschmann gegen Abtretung des Logierhauses zu Dangast die noch rückständigen Baukosten für dasselbe nebst vier Prozent Zinsen aus der Generalcaße auszuzahlen.

Reichsgräflich Bentincksches Finanz-Collegium
Reiners"

Hierauf hat Graf Gustav Adolph Bentinck noch am gleichen Tag geantwortet:

„*Daß die Uebernahme des Logierhauses in Dangast für die General-Casse wie vorgeschlagen genehmigt wird. Varel d. 4. Febr. 1847 G.A.B*"

Auch für das Jahr 1847 existiert eine „*Rechnung über Einnahmen und Ausgaben bei der Badeanstalt zu Dangast*", die der damalige Verwalter Christian Diers erstellt hat.[63] Die Abrechnung verzeichnet Einnahmen von. 821 Reichstalern, 44 1/2 Groten Gold, denen Ausgaben in Höhe von 910 Reichstalern, 58 Groten Gold gegenüberstanden.

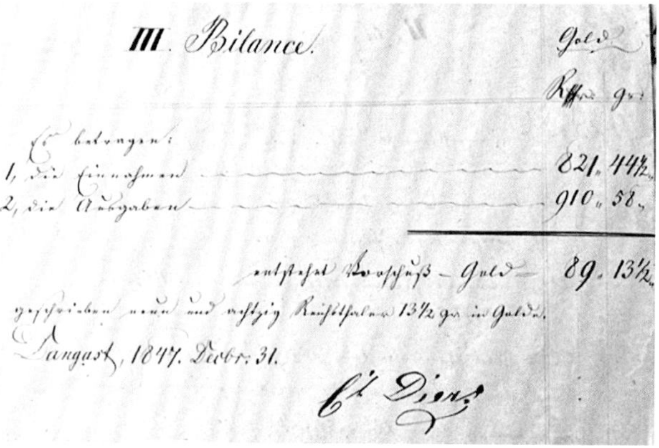

III. Bilance.

	Gold Rthlr. gr.
Betragen:	
1, die Einnahmen	821. 44½
2, die Ausgaben	910. 58.
entsteht Zuschuß – Gold –	89. 13½

geschrieben neun und achtzig Reichsthaler 13½ gr in Gold.
Dangast, 1847. Decbr. 31.

aus der Bilanz des Seebades Dangast für das Jahr 1847

Der Badebetrieb hatte 1847 also ein Defizit in Höhe von 89 Reichstalern, 13 ½ Groten Gold erwirtschaftet. Auch im Jahre 1847 hat Graf Gustav Adolph Bentinck selbst dazu mit „*Verzehrungskosten gnädigster Herrschaft*“ in Höhe von 21 Reichstalern, 12 Groten Gold beigetragen. In der Abrechnung sind die Verzehrkosten des Grafen, „*da solche nicht bezahlt sind*“, den Ausgaben zugerechnet worden. Der junge Graf scheint also die Praxis beibehalten zu haben, die herrschaftlichen Verzehrkosten als Minusposten in die Abrechnung des Seebades einfließen zu lassen.

Erst 1854 konnte der „Bentincksche Sukzessionsstreit“ unter Vermittlung von Preußen durch einen Vergleich beendet werden. Beide streitenden Stämme der Bentinck-Familie wurden im Gegenzug für einen Verzicht auf ihre Rechte an Varel und Kniphausen in Geld abgefunden, das dem Oldenburgischen Staat durch den Verkauf der Ländereien für den Kriegshafen im späteren Wilhelmshaven von Preußen zugeflossen war. Das Seebad Dangast gelangte auf diesem Weg in den Besitz des Oldenburgischen Staates.
Die Geschichte der „Reichsgräflich Bentinckschen Seebadeanstalt zu Dangast“ war damit im Jahr 1854 - fünfzig Jahre nach Gründung - beendet. Die ehemalige freie Herrschaft Varel wurde als „Amt Varel“ in die Verwaltung des Landes Oldenburg eingegliedert.

IV.
das Seebad unter Großherzoglich Oldenburgischer Verwaltung

Die Lektüre der von der Oldenburgischen Kammer in der Folge im Hinblick auf das Dangaster Seebad geführten Akten erweckt den Eindruck, dass das Seebad für die Oldenburgische Verwaltung ein eher ungeliebtes Kind war. Der Schriftverkehr zwischen Staatsregierung, großherzoglicher Kammer und dem Amt Varel dreht sich vor allem um das Bestreben der Oldenburgischen Kammer, die Landeskasse nicht mit Zuschüssen zur Aufrechterhaltung des Badebetriebes in Dangast zu belasten.

Der am 1. Mai 1842 noch von der gräflich Bentinckschen Kammer abgeschlossene Vertrag mit dem Verwalter Diers über die Seebadeanstalt in Dangast war nicht gekündigt worden und dauerte bei Übergang des Seebades auf den Oldenburgischen Staat noch an. Dessen Schlussabrechnung für das Jahr 1854 über den Betrieb des Seebades endete bei Einnahmen von 1.289 Rthlr 40 Gr und Ausgaben von 1.315 Rthlr. 11 Gr mit einem - überschaubaren - Defizit von 25 Rthlr 43 Gr, das von der Oldenburgischen Staatskasse an den Pächter zu erstatten war.

Während die Rechnungsprüfung der Jahresabschlüsse des Dangaster Seebades unter Bentinckscher Herrschaft buchhalterisch eher durch Nachsicht gekennzeichnet war - die ausgebliebenen Zahlungen der Grafenfamilie sind nie gerügt worden - sah sich die großherzoglich Oldenburgische Kammer schon bei Prüfung des ersten Jahresabschlusses des Verwalters Diers zu zahlreichen Rügen veranlasst, darunter auch zu dem eher kleinlichen Hinweis, dass 43 Groten für Zuckerwasser, das dem Grafen William Bentinck serviert worden war, diesem nicht in Rechnung gestellt worden waren. Der Verwalter Diers hat dazu in seiner Stellungnahme ausgeführt: „*Rechnungsführer wird dem Herrn Reichsgrafen William Bentinck Rechnung über die restierenden 43 Gr zustellen*".[64]

Mit Resolution vom 24. April 1855 hat das Oldenburgische Staatsministerium die Großherzogliche Kammer daran erinnert, das Defizit beim Betrieb des Seebades im Auge zu behalten. Über das weitere Schicksal des Bades sollte später entschieden werden.[65]

„Mit höchster Genehmigung hat das Staatsministerium auf den Bericht der Großherzoglichen Cammer vom 7ten d.M. betreffend die Seebadeanstalt zu Dangast, zu erwidern:

1. Dem bisherigen Verwalter Diers ist der von ihm geleistete Vorschuß zum Betrage von 25 Rthlr 43 Gr zu vergüten und diese Summe auf die Vareler Cammer-Casse für 1854 zur Zahlung anzuweisen.
2. die Bade-Anstalt ist wie von Großherzoglicher Cammer beantragt, für das laufende Jahr 1855 im bisherigen Maße und unter Verwaltung des Diers fortbestehen zu lassen. Die Großherzogliche Cammer wird indeß Vorsorge treffen, daß der aus solchem Fortbestehen für die Landescasse erwachsende Schaden nicht zu groß wird und namentlich nicht den in Aussicht genommenen Betrag übersteigt.
3. Ueber die Frage ob und eventualiter in welcher Weise die Badeanstalt auch ferner fortzubestehen habe, wird die Großherzogliche Cammer gemeinschaftlich mit Großherzoglicher Regierung gutachterlich berichten.
Oldenburg den 21. April 1855
Staatsministerium
Krell von Berg“

Ergänzend hat die Regierung am 1. Mai 1855 verfügt:

„Da der Regierung über diese Anstalt und deren nähere Verhältnisse eigentlich auch gar nichts bekannt ist, auch darüber gar keine Acten und Nachrichten bei der Regierung vorhanden sind, so glaubt die Regierung darüber zunächst näheren Mittheilungen, event. auch Vorschlägen von Seiten Großherzoglicher Cam-

mer, wo über diese Angelegenheit ja schon Verhandlungen vorgekommen sind, also auch Nachrichten vorhanden sein werden, seiner Zeit entgegensehen zu dürfen.“ [66]

In einem von der Großherzoglichen Kammer angeforderten Bericht brachte das Amt Varel dann zum Ausdruck, dass ein merklicher Sanierungsstau bestand, insbesondere einige der für den Betrieb so wichtigen Badekutschen irreparabel beschädigt waren. Hervorgehoben wurde aber auch, dass das gräfliche Haus in der Zeit des Betriebes des Bentinckschen Seebades ganz erhebliche unentgeltliche Unterstützungsleistungen zum Betrieb des Bades beigetragen hatte, die in die Abrechnung der jeweiligen Verwalter nicht eingeflossen sind und die bei Fortsetzung des Betriebes anderweitig zu erbringen waren:

„... wurden die zur Bewirthschaftung der Badeanstalt erforderlichen Silbergeräthe von dem Herrn Reichsgrafen Bentinck und die fehlenden Betten nebst den erforderlichen Bettlaken und Kissen-Überzüge ferner die erforderlichen Tischgedecke an Tischlaken und Servietten, sowie die erforderlichen Handtücher von der Frau Reichsgräfin Bentinck der Badeanstalt zu Dangast geliehen und jedes Jahr im Herbste auf dem Schlosse in Varel wieder abgeliefert.

... Die Zulänglichkeit der Einnahmen zur Deckung der Ausgaben lasse sich umso weniger in Aussicht nehmen, als schon bisher ein jährlicher baarer Zufluß von etwa 100 Rthlr nöthig gewesen sei, ungeachtet der Herr Reichsgraf Bentinck oftmals der Unvollständigkeit des Inventariums durch Herleihung einiger Sachen, namentlich einzelner Mobiliar-Stücke und des fehlenden Bett- und Tischzeuges, abgeholfen hat, überdies der Badeanstalt mancherlei Gemüse aus den herrschaftlichen Gärten unentgeltlich verabfolgt sei, welche Vortheile zukünftig der Anstalt nicht mehr zufließen werden.

Der bisherige Badewirth Diers hat diesem Vortrage jetzt noch hinzugefügt, daß das für die Badeanstalt erforderte Gemüse fast sämmtlich aus den herrschaftlichen Gärten geliefert, auch keine Ausgaben für Wäsche des zur Badeanstalt gehörigen Leinenzeuges von den Einnahmen bestritten, vielmehr die Wäsche auf dem Schlosse in Varel beschafft, das Leinenzeug hierzu von der Badeanstalt abgeholt und dahin wieder vom Schlosse ab zurückgebracht sei. Auch das zur Badeanstalt, namentlich zu den warmen Bädern, erforderte Material an Torf (etwa 13.000 Stücken) war für die Badeanstalt vom Herrschaftlichen Torf unentgeltlich bezogen. Von den vorhandenen Badekutschen sind mehrere durch Reparatur nicht mehr in Stand zu setzen und werden dafür durch neue ersetzt werden müßen.“ [67]

Den Großherzog selbst hat dieser Bericht offenbar noch nicht entmutigt, denn er hat die Regierung angewiesen, der Seebadeanstalt in Dangast fehlende Gerätschaften und Einrichtungsgegenstände aus dem Seebad in Wangerooge leihweise zur Verfügung zu stellen. Die Insel Wangerooge war zum Jahreswechsel 1854/55 durch eine Sturmflut schwer geschädigt worden, wobei auch die Anlagen des dortigen großherzoglich Oldenburgischen Seebades stark in Mitleidenschaft gezogen worden waren. Die Idee des Großherzogs, das Seebad in Dangast unter Verwendung einstweilen nicht benötigter Einrichtungsgegenstände des Wangerooger Bades fortzuführen war also durchaus naheliegend und lebenspraktisch. Offenbar hat der Großherzog einer Fortführung des Seebades in Dangast als staatliche Einrichtung zunächst durchaus Chancen eingeräumt. Das entsprechende Schreiben des Staatsministeriums lautet:

„... daß seine Königliche Hoheit der Großherzog die Großherzogliche Hofverwaltung gnädigst angewiesen haben, die zum Fortbestehen der Badeanstalt zu Dangast in der bisherigen Weise unumgänglich nothwendigen Inventariumsstücke aus dem in Wangerooge vorhandenen Inventar für dieses Jahr herzuleihen. Sofern nicht etwa die dergestalt hergeliehenen Gegenstände

demnächst gegen Zahlung für Dangast sollten definitiv übernommen werden, ist für deren Abnutzung eine angemessene Vergütung zu entrichten.“ [68]

So ist tatsächlich auch verfahren worden. Das Amt Varel hat vom Verwalter Diers eine Liste notwendiger Gegenstände aufstellen lassen und den Schiffer Willm Schütte aus dem Vareler Hafen beauftragt, „mit erstem günstigen Winde“ mit seinem Schiff „Mathilde“ nach Wangerooge zu segeln, diese Gegenstände dort abzuholen und nach Dangast zu transportieren. Die Liste der von Wangerooge nach Dangst verbrachten Gegenstände umfasst neben Geschirr, Bett- und Tischwäsche auch Möbel, wie 24 Betten nebst Kissen und Decken, Kinderbetten, Waschtische, Kommoden, 60 Stühle und daneben auch zehn Badekutschen. Der Wert der nach Dangast verbrachten Einrichtungsgegenstände ist von einer vom Amt Varel eingesetzten Kommission insgesamt auf beträchtliche 768 Rthlr 63 Gr geschätzt worden.

Trotz dieses zunächst günstigen Verlaufs verfinsterten sich die Aussichten für eine Fortführung des Dangaster Seebades unter staatlich Oldenburgischer Regie aber mehr und mehr. Schon am 4. Juni 1855 hatte das Amt Varel der Großherzoglichen Kammer berichtet, dass der zur Anstalt gehörige Badeplatz „*vom Schlamme gereinigt werden muß, um auf angemessene Weise benutzt werden zu können*“. Für die Reinigung der Fläche von 10.000 Quadratfuß sei ein Aufwand von etwa 30 Rthlr anzusetzen.

Die letzte Betriebsabrechnung des Verwalters Diers für das Jahr 1855 ergab wiederum ein Defizit von 41 Rthlr 40 Gr., das ihm aus der Staatskasse zu erstatten war. Dem von ihm für das Jahr 1855 geführten Rechnungsbuch über die Badeanstalt zu Dangast kann entnommen werden, dass der Oldenburgische Minister von Rössing im Zeitraum vom 10. bis zum 28. Juli 1855 zwei Kinder in Begleitung eines Kindermädchens („*Wärterin*“) in

Dangast einquartiert hatte, die auch regelmäßig im Conversationshaus zu Mittag gegessen haben. Die dafür gestellten Rechnungen sind bezahlt worden.

Mit Bericht vom 22. Oktober 1855 teilte das Amt Varel der Großherzoglichen Kammer dann auch noch mit: „*Der bisherige Verwalter der Dangaster Badeanstalt Diers hat bei der Ungewißheit, ob diese Anstalt in bisheriger Weise wird fortgesetzt werden, vorläufig für nächsten Winter einen Dienst bei der verwitweten Frau Gräfin Bentinck auf dem Schlosse zu Varel, im Anfange des nächsten Monats angenommen.*" Auf Vorschlag des Amtes ist daraufhin dem Grenzaufseher Lüdemann aus Dangast die Aufsicht über Gebäude und Inventar der Anstalt übertragen worden, und zwar „*gegen freie Wohnung im Logirhause und Gestattung des Gebrauchs des bei der Badeanstalt noch übrig gebliebenen Torfs*".[69]

Die Frage, ob das Dangaster Seebad in staatlicher Regie fortgeführt werden sollte, ist schließlich auf höchster Ebene durch den Landtag entschieden worden. Eine wesentliche Weichenstellung ergab sich dabei aus einer Stellungnahme des von der Staatsregierung zur Beratung in medizinischer Hinsicht hinzugezogenen „Collegium medicum" vom 19. Februar 1856[70]:

„*Großherzogliche Regierung hat mittelst Rescript vom 14. Januar d.J. das Collegium medicum beauftragt, sich, soweit es seinen Geschäfts- und Wirkungskreis betreffe, über die Beibehaltung der Badeanstalt zu Dangast, als Staatsanstalt und auf Staatskosten, gutachtlich zu äußern.*
Diesem Befehle nachkommend bemerkt das Collegium medicum zuvörderst, daß Dangast niemals Seebadeanstalt war, auch seinen Lagen- und sonstigen Verhältnissen nach nicht sein konnte, sondern nur ein Vergnügungsort für die nächste Umgegend, wo auch kalte und warme Bäder genommen wurden; nur als ein solcher verdient es Berücksichtigung und darf vielleicht auf einen Beschluß zu seinem Fortbestehen Anspruch machen.

Während das Seebad dadurch charakterisiert wird, daß der Badende in der frischen bewegten Seeluft lebt, das kräftigende des Wellenschlags, die Erschütterung der Strömung, die Reitzung der Haut durch die salzigen Bestandtheile des Wassers auf ihn wirken und er zu jeder Zeit den belebenden erheiternden Anblick des Meeres genießt, in welchen Verhältnissen das erfrischende und stärkende der Seebäder für Haut und Nervenleben bestehet, gewährt ihm Dangast nichts als eine kühle Temperatur seines Wassers, Dangast liegt auf dem festen Lande am Jader Meerbusen, es entbehrt daher der frischen Seeluft, vielmehr ist die Luft mit den Ausflüssen des Festlandes geschwängert, nach der Versicherung mehrerer, die sich länger dort aufhielten, nicht selten nach Brackwasser riechend; Wellenschlag und Strömung, die ihn ersetzen könnte, giebt es nicht, wie überhaupt nur bei stürmischem Wetter das Wasser im Meerbusen unruhig wird und statt des erhebenden Anblicks des Meeres hat der Badegast eine bei jeder Ebbe blos gelegte große Schlickfläche vor sich. Auch der Badestrand ist unrein und verschlickt (vide Amtsbericht vom 4. Juni 1855).

Das Collegium medicum hat nicht die Absicht, die Bedeutung der Badeanstalt in Dangast zu schmälern; auch solche Anstalten haben ihren großen Werth und erhöhen den Nutzen und die Annehmlichkeit eines besuchten Vergnügungsortes; es nahm aber nach dem gesagten Abstand, Dangast in der Reihe der Seebäder zu zählen, und die Erhaltung desselben als Sanitätsanstalt des Staats und auf Staatskosten zu empfehlen. Ob dieselbe noch auf ein Jahr oder länger, als solche bestehen oder erhalten werden soll, glaubt es als außerhalb seines Geschäfts- und Berufskreises liegend betrachten zu müssen.

Collegium medicum“

Trotz dieser ungünstigen Einschätzung legte die Staatsregierung dem Landtag am 4. April 1856 den Antrag zur Entscheidung vor, die Badeanstalt jedenfalls bis zum Jahr 1857 weiter auf Kosten der Landeskasse zu betreiben[71].

„Für 1855 ist die Anstalt versuchsweise auf Kosten der Landescasse verwaltet, und hat diese Verwaltung einen Zuschuß von etwa 460 Rthlr erforderlich gemacht, obgleich das Mobiliar, Tischzeug, Silber etc. von der Großherzoglichen Hofverwaltung aus den früher für Wangerooge benutzten Vorräthen gegen Ersatz des durch die Abnützung verringerten Werths hergeliehen und dadurch überhaupt nur die Verwaltung ermöglicht wurde. Für 1856 ist es in weitere Erwägung gezogen, ob die Anstalt als eine eigentliche Seebadeanstalt aus medizinisch-polizeilichen Gründen beizubehalten oder was sonst zweckmäßig mit dieser geschehen könne. Die Medizinal-Behörde hält sie nicht für geeignet, als eigentliches Seebad zu dienen und legt hiernach auch keinen Werth auf deren Erhaltung. Es wird indessen in Varel das Fortbestehen der Anstalt gewünscht, sie bietet einen angenehm belegenen Vereinigungspunkt für die nähere und entferntere Umgegend, den diese sehr ungern entbehren wird und da inzwischen das Seebad in Wangerooge eingegangen ist, scheint es sich nicht zu empfehlen, mit der Aufhebung desselben vorzugehen, da diese kaum eine andere Folge haben könnte, als dass die Gebäude zum Abbruch verkauft werden; vielmehr noch das laufende und etwa auch das Jahr 1857 Anstand zu nehmen und zu sehen, wie sich die Sachen gestalten. Das Fortbestehen der Anstalt erfordert aber einen jährlichen Zuschuß, da sich keine Gelegenheit hat finden lassen, ohne einen solchen Zuschuß, sei es in baarem Gelde oder durch Herleihen des mobilen Inventars, Lieferung von Materialien pp., eine geeignete Person zur Übernahme der Anstalt auch nur für das laufende Jahr zu gewinnen. Ein solcher Zuschuß wird vielleicht die Summe von 200 Rthlr jährlich nicht übersteigen.“

In einem begleitenden Schreiben des Finanzministers Krell an den Vorsitzenden des Finanzausschuss des Landtages, den Abgeordneten Strackerjan, wies der Finanzminister auf einen für die Regierung offenbar nicht unwesentlichen Punkt in der Entscheidungsfindung hin. Er meinte, das Fortbestehen der Badeanstalt erscheine auch deshalb wünschenswert, *„weil es doch* *ohne Zweifel einen ungünstigen Eindruck machen würde, wenn die Oldenburgische Regierung aus finanziellen Gründen eine Einrichtung sofort aufgäbe, für welche die Grafen Bentinck ein Opfer nicht gescheut haben.*" [72]

Dem Antrag, entsprechende Mittel für die Jahre 1856 und 1857 freizugeben, hat der Landtag daraufhin zwar entsprochen, er hat die Staatsregierung aber ersucht, für die Folgezeit „*eine Verwaltung der Badeanstalt für Rechnung der Landescasse nicht mehr eintreten zu lassen, sondern auf eine andere Nutzungsweise, namentlich auf eine Verpachtung der Grundstücke Bedacht zu nehmen...*" [73]. Entsprechend hat die Staatsregierung die Großherzogliche Kammer mit Resolution vom 8. September 1856 angewiesen, „*die Anstalt in Privathände übergehen zu lassen*" und nach öffentlicher Ausschreibung die Gebäude an den Meistbietenden zu verkaufen, und die Grundstücke der Badeanstalt im Wege der Erbpacht an den Käufer zu verpachten. „*Dem Käufer ist zur Pflicht zu machen, das der Krone bez. dem Staate gehörende Inventar, mit Ausnahme des Silberzeugs zu dem Preise zu übernehmen, wozu es vom Amte Varel geschätzt worden ist*".

V.
Verkauf der Badeanstalt

Im Zuge einer zur Wertermittlung in Auftrag gegebenen „*Taxation des Werthes von nachbenannten Gebäuden der Dangaster Seebadeanstalt, so wie sie dastehen, zum Abbruch*“ ist ein Materialwert der Gebäude von 883 Reichsthalern, 26 Groten ermittelt worden, nämlich

307 Rthlr 44 Gr für das Logierhaus,
312 Rthlr für das Conversationshaus,
77 Rthlr 48 Gr für das Badehaus,
148 Rthlr 36 Gr für das Stallgebäude,
26 Rthlr für das Kegelhaus,
5 Rthlr für den Abtritt beim Logierhaus,
12 Rthlr 36 Gr für Diverses.

Verkauf der Gebäude und Verpachtung der Grundstücke der Badeanstalt an den Meistbietenden sollten mit der ausdrücklichen Verpflichtung verbunden werden, „*die Badeanstalt so lange als irgend thunlich fortzuführen und dabei das jetzt bei der Anstalt vorgefundene Inventar der Krone mit Ausschluß des Silberzeugs zu übernehmen*“.

Eine zweimalige öffentliche Ausschreibung zu Verkauf oder Verpachtung der Badeanstalt (s. S. 83) ergab allerdings kein Gebot.[74] Deshalb empfahl die Kammer der Staatsregierung, das bereits vorliegende Kaufangebot des Gastwirts Neumann aus Varel anzunehmen.

Ein entsprechender Kaufvertrag findet sich allerdings nicht in den Akten. Dem Brandkassenregister kann aber entnommen werden, dass der Gastwirt Neumann die Anstalt 1856 übernommen hat. Für das Jahr 1857 wird dagegen bereits der Arzt Dr. Georg Schüßler aus Varel (wohl der ältere Bruder des bekannten

Oldenburgische Anzeigen.

Sonnabend, № 114. den 20. September 1856.

Amt Varel.

24] Da die dem Staate gehörende Badeanstalt zu Dangast dem Privatbetriebe übergeben werden soll und es in dieser Beziehung zweckmäßig befunden worden ist, daß

1. die zur Anstalt bisher gehörigen Gebäude verkauft und
2. die dazu gehörenden Grundstücke dem Käufer der Gebäude pachtweise überlassen werden sollen, nebst einem Torfmoore von einem Jück Größe,

jedoch unter der besonderen Verpflichtung, die Badeanstalt so lange, als irgend thunlich, fortzuführen und das jetzt dabei vorhandene Inventar der Krone zu übernehmen, so ist zu solchem Zwecke Termin

auf den 30 Septbr., Morgens 10 Uhr,

auf dem Amte Varel anberaumt worden, was den Reflectirenden mit der Bemerkung zur Kunde gebracht wird, daß, wenn irgend annehmlich geboten werden wird, ein zweiter Aufsatz nicht mehr Statt haben wird.

Varel, den 18. Septbr. 1856.

Reineke.

öffentliches Verkaufsangebot in den Oldenburgischen Anzeigen vom 20.09.1856

„Erfinders“ der Schüßler-Salze, Dr. Wilhelm Heinrich Schüßler) als Eigentümer genannt. Auch ein Kaufvertrag mit ihm ist bisher nicht bekannt. Es ist aber anzunehmen, dass entsprechend der Vorgabe der Staatsregierung die Gebäude verkauft, und die Grundstücke der Badeanstalt im Wege der Erbpacht an den Käufer zu verpachtet worden sind. Dr. Schüßler hat in der Folgezeit erheblich in die Infrastruktur des Bades investiert und so wiederum einen deutlichen Aufschwung des Badebetriebs erreicht.

So ließ er ein neues Saalgebäude an das bestehende Conversationshaus anbauen. Dabei handelt es sich um den auf der nachfolgenden Darstellung rechten Gebäudeteil mit Rundbogenfenstern, der auch heute noch weitgehend so erhalten ist. Allerdings gab es damals noch eine seeseitige überdachte Veranda, die heute nicht mehr existiert.

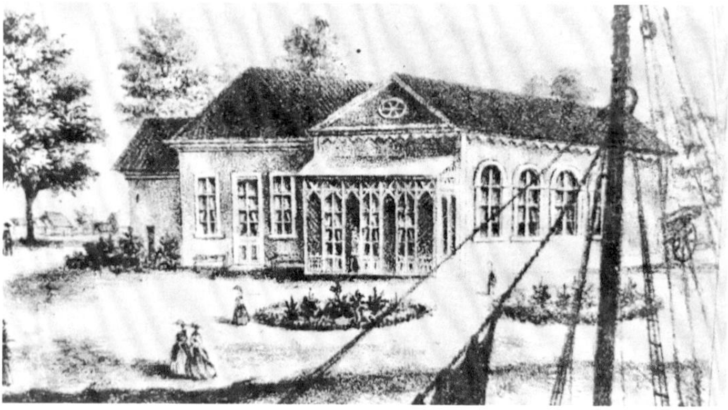

Saalgebäude am Conversationshaus
(Ausschnitt aus der Lithographie „Nordseebad Dangast")

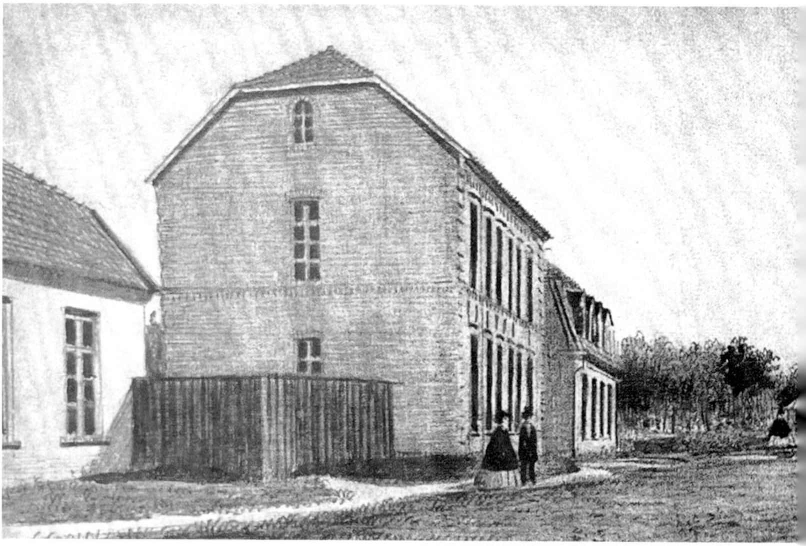

Ansicht von Norden um 1870

Auch ein neues Logierhaus ist gebaut worden, und zwar zwischen dem bestehenden Logierhaus und dem Warmbadehaus. Das neue Logierhaus ist das auf dem folgenden Bild links im Vordergrund liegende zweistöckige Gebäude.
Dieses Haus existiert heute nicht mehr. Es ist zur Gewinnung von Baumaterial für den Umbau des Kurhauses in den frühen 1950er Jahren abgerissen worden.

Den Lageplan mit allen Gebäuden des Seebades in Dangast zeigt schließlich die nachfolgende Zeichnung[75] (s. S. 86/87).
Dr. Schüßler war - wohl in Kenntnis der negativen Beurteilung durch das Collegium medicum der Oldenburgischen Staatsregierung - auch darum bemüht, die medizinischen Vorteile eines Kuraufenthaltes in der Badeanstalt in Dangast hervorzuheben. In seiner „Balneologischen Skizze des Nordsse-Bades Dangast“[76] hat er das Seebad im Jahr 1868 wie folgt beschrieben:

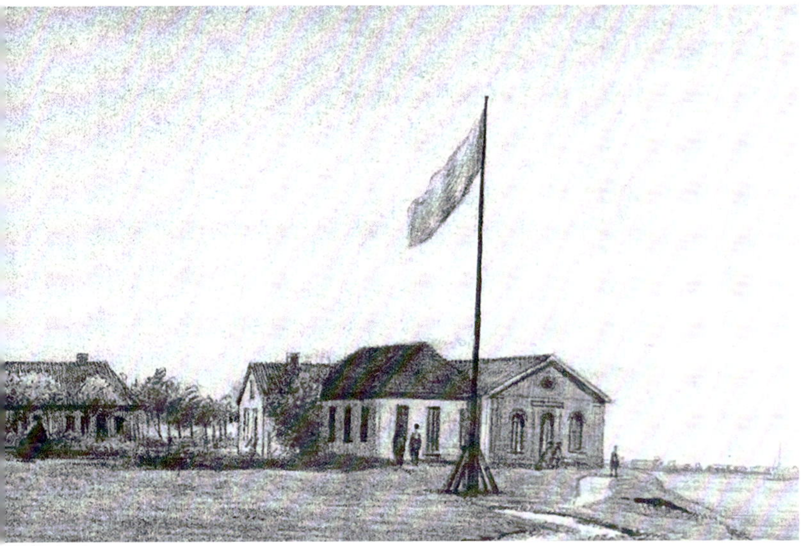

„Von drei Seiten vom Meerwasser umgeben und nur im Süden mit dem festen Lande verbunden, gewährt diese Halbinsel klimatische Verhältnisse, die denen der Badeinseln an der Nordseeküste gleichkommen. Die Luft ist hier wie dort gleichmäßig, erfrischend, belebend, bei kommender Fluth so sehr mit Salztheilen geschwängert,

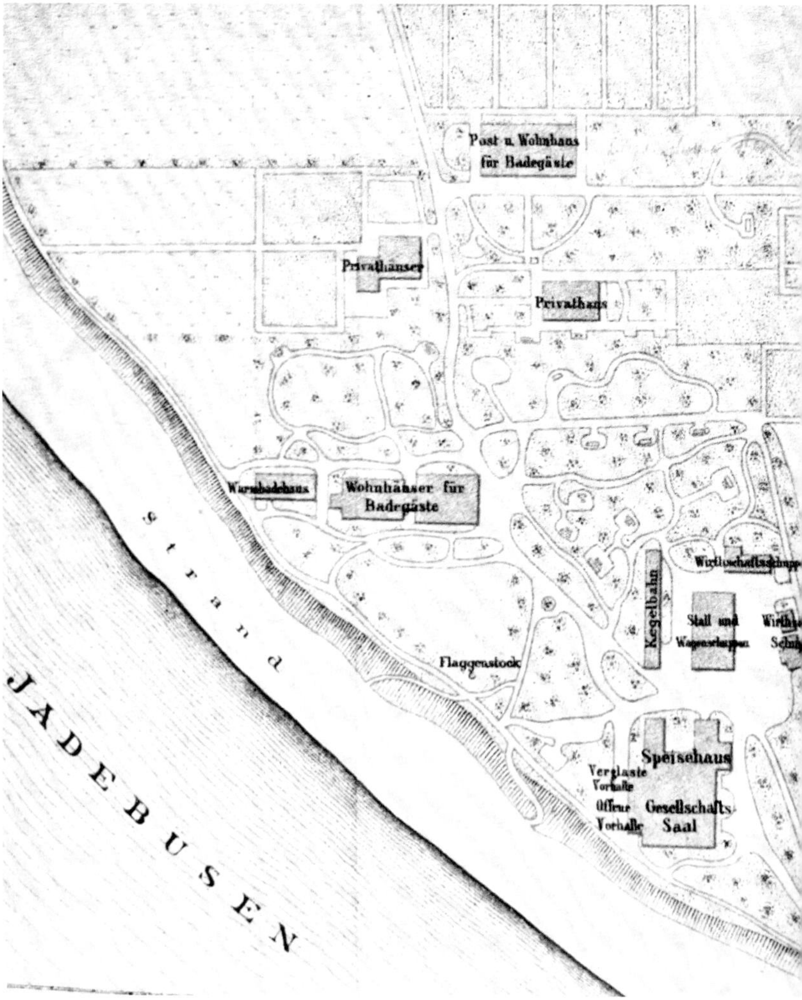

Lageplan des Seebades Dangast um 1890

daß die am Strande Promenirenden einen salzigen Geschmack auf den Lippen empfinden; der Boden, ein hoher Sandrücken, vormalige Insel, erhebt sich ca. 30 Fuß über dem Meeresspiegel, ist äußerst trocken und liefert aus seinem tiefen Brunnen das klarste sehr kohlensäurehaltige Quellwasser von 7°R.

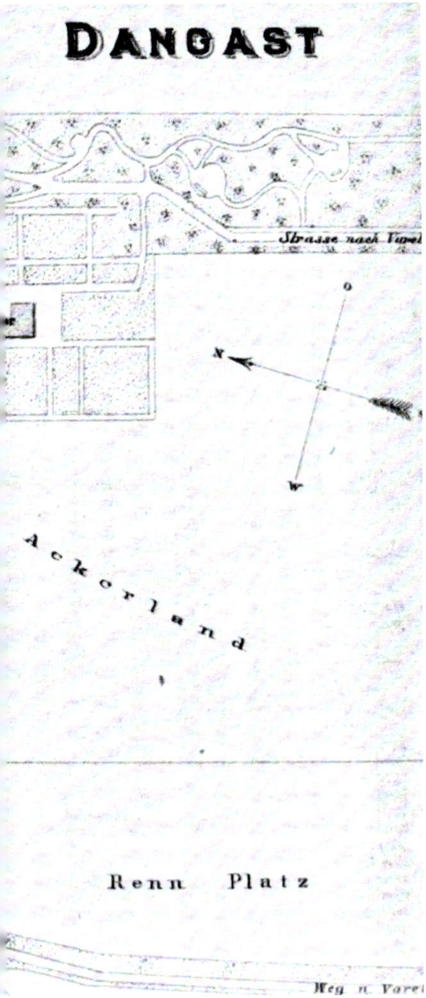

Um bei der wachsenden Zahl der Badegäste, besonders während der letzten Jahre, die erforderlichen Räumlichkeiten darbieten zu können, wurde im verflossenen Sommer (Anm.: also im Jahr 1867) *die Zahl der Logirhäuser um ein drittes vermehrt, das Conversationshaus um einen eleganten Saal mit Vorzimmern vergrößert, und das Badehaus für warme Seebäder verbessert und erweitert, so dass jetzt sechs geräumige Badestuben, zum Theil mit steinernen Badewannen, Vorkehrungen zu Douche-, Sturz- und Regenbädern enthält. Sämmtliche Gebäude liegen hart am Strande umgeben von hübschen Anlagen, gegen Norden vom Jadebusen, gegen Süden von einem kleinen Gehölz begrenzt.*

Eine hinreichende Anzahl Badekutschen stehen auf Gerüsten zur Flutzeit im Wasser, durch Brücken mit dem Strande verbunden, so dass bei gewöhnli-

chen Fluthen die Tiefe des Wassers vor den Badekutschen drei bis vier Fuß beträgt; die Badenden steigen auf einer Treppe vom Gerüst aus ins Wasser oder springen hinein. Wenn bei hohen Fluthen und stürmischer Witterung die See vor den Badekutschen, insbesondere für Damen oder Kinder, zu bewegt und zu tief ist, so kann auch diesseits der Badekutschen im Schutze des Gerüsts gebadet werden."

Und einen weiteren Vorteil der in Dangast vorherrschenden klimatischen Verhältnisse hat Dr. Schüßler in seiner kurzen Abhandlung herausgestellt:

„Als klimatische Eigenthümlichkeit des Seebades Dangast ist noch zu erwähnen, dass daselbst in einem Dorfe von 224 Seelen, so viel durch Nachforschung und eine achtjährige ärztliche Praxis in Erfahrung gebracht werden konnte, nie ein Fall von Tuberculosis vorkam. Präparate aus pathologisch-anatomischen Museen beweisen zur Genüge, dass unter begünstigenden, uns freilich unbekannten Umständen, eine Heilung dieser Krankheit nicht sehr selten ist. Es liegt auf flacher Hand, dass diese die Heilung begünstigenden Umstände am ehesten da bestehen werden, wo die Krankheit nicht vorkommt."

Die medizinischen Einschätzungen des Arztes Dr. Schüßler dürften allerdings auch nicht ganz unbeeinflusst von der Tatsache sein, dass er selbst als Eigentümer wirtschaftlich von dem Badebetrieb in Dangast profitierte. Immerhin ließ Dr. Schüssler aber das Badewasser in Dangast analysieren und kam zu dem Schluss, dass *„das Wasser in der Nordsee und das im Jadebusen bei Dangast hinsichtlich des Gehalts an Salzen keine Verschiedenheiten darbietet"* und darüber hinaus in der Zusammensetzung weitgehend dem Wasser aus verschiedenen ausgewählten Solequellen entspreche. Die heilsame Wirkung eines Aufenthaltes in Dangast führte er zurück auf das Zusammenwirken der Seesalze, der Seeluft und der Einwirkung der plötzlichen Kälte beim Eintauchen in das Seewasser. Alle diese Umstände hätten eine *„ungemeine Heiterkeit und Frische des Geistes, größere Muskelkraft und schärfere Sinne, den regeren Stoffwechsel und die Zunahme des Körpergewichts“* zur Folge.

Die Zunahme des Körpergewichtes könnte allerdings auch anderen Ursachen zuzurechnen sein, wie bereits Theodor von Kobbe im Jahr 1825 berichtet hatte:

„Übrigens entstieg ich den Wellen am fraglichen Tage wie ein Neugeborener und ich entsinne mich keines Bades, das ich später in Norderney oder Helgoland genommen, was mich so gekräftigt hätte wie dieses Dangaster! Wenn das Seebad recht wohltuend wirkt, so dehnt es zunächst das Herz. Es wird einem zumute, als habe man einige Edeltaten getan, eine Geliebte, die jetzt schläft, aus dem Feuer gezogen und als ob man noch heute für sie den Degen ziehen müsse. Dann öffnet sich auch der Magen, ganze Portionen Beefsteaks verschwinden vor Augen, als wären es kleine Leckerbissen. Kurz, es überkommt einen ein domherrliches Behagen, dem ein erquickender Schlummer folgt.“

Mit Vertrag vom 17. März 1882 hat das Großherzogliche Staatsministerium dann der Witwe von Herrn Dr. Schüßler gegen einen *„Kaufschilling“* von 650 Mark *„sämtliche Rechte des Staats an den zur Badeanstalt zu Dangast gehörigen Grundstücken übertragen“*. Damit ist der Witwe Schüßler auch das Eigentum an den ursprünglich im Wege der Erbpacht verpachteten Grundstücken des Seebades übertragen worden. In der Folgezeit wechselte das Seebad in Dangast mehrfach den Besitzer, blieb aber durchgehend bis heute in Privateigentum. Seit 1884 ist es im Besitz der Familie Gramberg/Tapken, die bis heute den besonderen Charme des Kurhauses und der Klause wahrt.

Abschließend kann festgestellt werden: es lässt sich urkundlich nicht belegen, dass das Seebad in Dangast schon 1797 gegründet worden wäre. 1797 als Gründungsjahr ist auch deshalb wenig wahrscheinlich, weil Graf Wilhelm Gustav Friedrich Bentinck erst Anfang 1799 aus französisch/holländischer Gefangenschaft nach Varel zurückgekehrt ist. Denkbar ist aber durchaus, dass der exponierte Platz am Dangaster Strand schon vor 1804 zum Baden genutzt worden ist. Fest steht jedenfalls, dass das Seebad in Dangast am 20. Juli 2024 auf 220 Jahre urkundlich gesicherten Bestehens zurückblicken konnte. Angesichts dieser stattlichen Geschichte ist es nicht wirklich entscheidend, ob der Platz tatsächlich nicht doch schon etwas länger zum Baden genutzt worden ist.

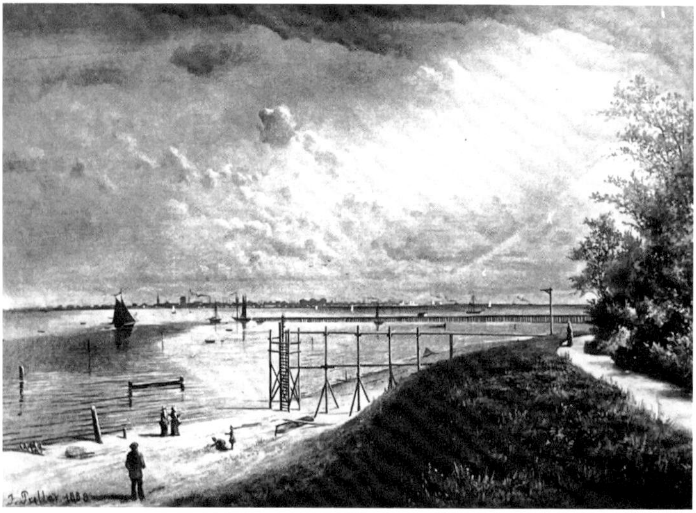

Kurhausstrand mit Pumpenanlage und Badebrücke im Jahr 1888
Kopie eines Aquarells von Proller

Anhang

Inventarium über die zur Bade Anstalt in Dangast gehörigen Gebäude nebst dabey vorhandenen Mobilien, aufgenommen den 30ten Sept 1811 (NLA OL Best. 120 b Nr. 2198, Bl. 20 ff.):

„*Dangast den 30 Sept 1811*

In Gegenwart des Deichinspectors Behrens und des Pächters der herrschaftlichen Badeanstalt zu Dangast, Kaufmann Johann Anton Carstens, auch dessen Schwagers Heinrich Hullmann, welcher bisher die Badeanstalt versehen hat und desselben Ehefrau ist heute nachstehendes Inventarium von den zur Badeanstalt gehörigen Gebäuden und von dem dabey vorhandenen Mobiliar aufgenommen worden.

Das sogenannte am Strande stehende ***Badehaus*** *hat auswärts sowohl als inwendig blos bretterne Wände von tannen Holz. In dem gegen den Strand gekehrten Theil des Gebäudes ist ein großer Saal, welcher die ganze Breite des Gebäudes einnimmt. Dieser Saal hat eine ... Deke und einen tannenen Fußboden. An demselben befinden sich sechs Fenster deren jedes aus 16 Scheiben in Holzsproßen besteht und inwendig vor den Sproßen mit zwei eisen Stangen ausgeführt ist. In dem an der Westseite gegen die Nordenoster Seite befindlichen Fenster ist eine Scheibe gebrochen und halb ausgefallen. Ferner befinden sich in den Außenwänden des Saals sieben holzene Klappen welche aufgeschlagen werden können, zu welchem Zweck jede Klappe oben mit zwei eisen Gehängen versehen ist. An sechs der genannten Klappen sind an jeder unterwärts zwei eisen Schubriegel, an der siebten ist nur ein Schubriegel, der zweite fehlt. Über dem Saal liegen unterhalb des Daches drey tannene Balken. Der Eintritt in den Saal geschieht durch zwei Flügelthüren, welche mit sechs Paar aufgesetzten Anhängen und doppelten holzenen Drücker nebst Springfeder versehen sind.*

An der Südseite des Saals ist

a.
ein Schankwinkel mit Schankbank unter welcher sich eine schloßige Schublade befindet, von welcher Johann Anton Carstens angab, daß er sie habe machen laßen. mit einer Borte oberhalb der Schankbank und sechs großen und kleinen Borten auch einen Schanktisch und mit einem tannenem Oberboden auch einen tannenem Fußboden, in welchem sich eine mit zwei Gehängen versehene Klappe, woran das nach außen daran gesetzte Schloß daselbst befindet, durch welche man vermittels einer Leiter in der Grube ausgegrabenen mit tannenen Brettern abgekleideten Gang steigt auch mit einer gegen den Vorraum gekehrten, in zwei Theile geteilten tannenen Thür mit zwei eisernen Gehängen, an deren oberer Hälfte sich ein eiserner Schubriegel und an deren unterer Hälfte eine eiserne Klinge mit Haken befindet, wie dann auch an der oberen Hälfte ein Schloß gewesen zu seyn scheint.

b.
ein erhabener Sitz für die Musikanten von tannen Holz, mit einer Gallerie und einer Notenborte über derselben. Der Fußboden sowohl als der ober Boden über dem genannten Sitz ist von tannen Holz. In der Außenwand des Schankwinkels ist ein Fenster und eine Klappe, wie die vorgenannte. In der Außenwand gegen den Musicanten Sitz ist auch ein solches Fenster. Zu diesem Sitz steigt man aus dem Vorraum vermittelst eines aus drey tannenen Stufen bestehenden Trittes durch ein tannen Thür, welche zwey eisen Gehänge hat. Der Vorraum hat einen tannenen Fußboden und keinen Oberboden. Vor demselben befinden sich zwey tannene Flügelthüren, die mit zwei eisernen Gehängen, Schloß und Schubriegel versehen sind über welchen sich fünf Glasscheiben in Holzsproßen befinden.

Nächst dem Schankwinkel ist eine kleine Kammer mit tannenem Oberboden und Fußboden. Die gegen den Vorraum gekehrte tannene Thür dieser Kammer hat zwei eiserne Gehänge und eine eiserne Klinge mit Haken, auch einen eisernen Überfall mit Haken.

An der Außenwand der Kammer sind zwei Fenster, welche aufgethan werden können, und die oben jedes zwei Gehänge und unterwärts zwei Schubriegel haben.

An der Rückseite des Gebäudes ist gegen den Vorraum eine große Kammer, in welche man von dem Vorraum durch eine tannene, mit zwei eisernen Gestängen, Klinge, Handgriff und Haken versehene Thür kommt. Diese Kammer hat einen tannenen Oberboden und einen dergleichen Fußboden. In den Außenwänden dieser Kammer befinden sich drey Fenster und drey Klappen wie die an dem Saal.

Aus der eben gedachten Kammer geht man in die sogenannte Gute Stube, welche gleichfalls einen tannenen Oberboden und einen tannenen Fußboden hat. Die Thür derselben hat zwei eiserne Gehänge, Klinge, Handgriff und Haken. In den Außenwänden dieser Kammer sind drey Fenster wie die im Saal, und zwei Klappen mit zwei Gehängen woran die Schubriegel sind. Das Dach des Gebäudes ist mit Brettern von tannen Holz, und über denselben mit Pfannen belegt. An der Westseite ist auf 2/3 der Länge eine Dachrinne von tannen Holz. An der Nordenosten Seite des Gebäudes steht eine lange tannene Flaggen Stange.

*Süderseits dieses Gebäudes steht das **Küchengebäude**, die Mauern von gebakken Stein von der Dicke eines halben Steins, welche Mauern zwischen den Ständern aufgeführt sind. In dem Nordtheil dieses Küchengebäudes ist ein großer Tanzplatz mit tannenem Fuß- und Oberboden. Auch ist darin ein Feuerherd mit einem Schornstein über demselben. In der Nordoster Seite befindet sich eine von tannen Dielen abgekleidete Cammer, welche eine Thüre mit zwei eisern Gehängen, ein Schloß, und eine Klinge mit Handgriff und Haken hat. In den Außenwänden* *dieses Tanzplatzes befinden sich sechs Fenster, deren jedes aus 16 Scheiben mit Holzsproßen besteht, doch fehlen in einem Fenster an der Ostseite drey Scheiben. Außer den genannten sechs Fenstern befindet sich über jeder der beyden in den Tanzplatz führenden Thüren ein Fenster, und zwar über der in der Nordseite des Gebäudes befindlichen Thür ein Fenster aus 12 Scheiben in Holzsproßen und über der nach der Westseite befindlichen Thür ein Fenster aus 18 Scheiben in dergleichen Sproßen. An jeder Thür sind zwei eisern Gehänge. An der Thür in der Nordenwand ist eine Klinge mit Handgriff und Haken. An der Thüre der Westenwand befindet sich auch Handgriff und Haken. Die Klinge aber fehlt. Die Thür in der Nordwand hat auch ein Schloß.*

In dem Südertheil dieses Gebäudes ist die Küche, in welche man durch eine Außenthür von tannen Holze tritt, die ein Schloß und einen eisern Drücker und ein eisern Krampe mit Überfall hat. Der Schlüßel fehlt. Der Fußboden in der Küche ist von gebakken Stein und der Boden über derselben ist von tannenem Holze. In der Westenwand gegen die Küche sind zwei Schiebefenster jedes aus 24 Scheiben in Holzsproßen bestehend. Am Herde über welchem sich eine Schornsteinhutze befindet sind 4 erhabene Fournoisen (?) mit Eisen ausgeschlagen. In 3en derselben befinden sich eisern Kasten. In der 4ten selbst der Roste.

Aus der Küche geht man vermittels einer tannenen Thüre, die zwei eisern Gehänge und eine Klinge mit Handgriff und Haken hat, in eine kleine Stube, worin sich ein eiserner ...Ofen vor deßen Loche die erforderliche eiserne Thür mangelt und zwei Alkofen-Bettstellen von tannenem Holze befinden.

An der Südseite dieser Stube ist ein aus 12 Scheiben in Holzsproßen bestehendes Schlagfenster wovon des Heinrich Hullmann Ehefrau angab, daß ihr Ehemann es habe beschlagen laßen. Der obere Boden der Stube ist von tannen Holze und der Fußboden von gebakken Stein. Über der Thür ist ein Bort welches nach An-

gabe der Ehefrau des Heinrich Hullmann ihr Ehemann hat machen lassen.

Norderseits dieser Stube ist eine schmale Cammer mit einem Fußboden von gebakkenem Stein, einem Boden über derselben von tannen Holz, und einem Fenster von neun Scheiben in Holzsprossen. Die Thür dieser Cammer befindet sich auch gegen die Küche ist von tannen Holz und hat zwei eisern Gehänge, eine Klinge mit Handgriff und einen Überfall.

Aus dieser Cammer tritt man unterseits in eine an Ostseite angelegte Kammer deren niedriger Fußboden mit gebakkenen Steinen ausgelegt ist. Die Thür dieser Kammer ist von tannen Holz und hat zwei eisern Gehänge, auch Klinge mit Haken. In der Außenwand sind zwei Fenster jedes aus sechs Scheiben in Holzsprossen bestehend. Eins der Fenster ist ein Schlagfenster; hier fehlen in dem auswendigen Anschlag die Haken, auch mangelt inwendig der Überfall Haken.

Das Gebäude ist mit Pfannen gedeckt. An der Nordseite desselben fehlen verschiedene Pfannen. Es befindet sich bey dem Gebäude ein von gebakkenen Steinen aufgemauerter Brunnnen mit dichtem Kasten von tannen Holze und mit holzener Pumpe. Nun wurde noch berichtet, daß sich auf dem Dache des Küchengebäudes ein kleiner Erker befinde, welcher mit einem Fenster von einer Scheibe in Holzsproßen versehen ist.

Ostenseits des Küchengebäudes steht auch ein Abtritt mit zweien abgetheilten Sitzen. Vor jeder Abtheilung ist eine Thür mit zwei eisern Gehängen.“

(Es folgt eine - hier nicht wiedergegebene - Aufstellung des mobilen Inventars.)

Inventar des Seebades zu Dangast vom 29.05.1839:
(NLA OL Best. 71 – 5 Nr. 3148)

„Inventar der zur Badeanstalt zu Dangast gehörigen Gebäude, wie solche dem Badewirth B. Klostermann am 29. May 1839 überliefert worden sind.

I. das Conversationshaus

ist 60 Fuß lang, 40 Fuß breit. Die Mauern sind mit einem Bewurfe versehen. Das Ziegeldach ist in gutem Stande, doch soll dasselbe im Herbst dieses Jahres für herrschaftliche Rechnung nachgesehen werden. Zum Hause führt eine doppelte Glasthüre mit sechs Scheiben, 8 eisernen Stangen, Schloß, Schlüssel und Drücker.

Der Vorplatz im Hause hat einen hölzernen Fußboden und ein Fenster mit 8 Scheiben, Stange und 2 Sturmhaken. Rechts vom Vorplatze befindet sich ein Zimmer mit 3 Fenstern wie das vorgedachte zu welcher eine Thüre zum Vorplatz mit Hängen, Schloß und Drükker führt. Eine ähnliche Thür führt zum Vorplatz neben der Schankstube. Von diesem letztgedachten Vorplatze führt eine Thüre mit 8 Scheiben, Schloß, Schlüssel und Drücker nach Aussen.

Die Schankstube hat eine Schankbank und neben derselben 2 Borten, auch ein Fenster wie diejenigen in der vorgedachten Stube. Der Saal ist mit einem guten Fußboden, 5 Fenstern wie die vorhergehenden, einer Thüre nach aussen mit 8 Scheiben und 8 eisernen Stangen versehen. Aus dem Saal führt eine Flügelthüre in das hintere Zimmer (reserviertes Zimmer des Herrn Grafen). In diesem Zimmer befindet sich ein Fenster wie die vorgedachten und eine Thüre nach aussen mit 8 Scheiben, Schloß, Schlüssel und Drücker. Ferner ein Diwan mit Kissen und grünen Umhängen.

Aus der Schankstube führt eine Thür mit Schloß, Schlüssel und Drücker zur Küche. Diese ist mit Fliesen ausgelegt, hat 3 Fenster, wie die vorgedachten und eine Thüre mit Schloß, Schlüssel und

Drücker nach aussen, zu welcher drey Holzstufen führen. In der Küche befindet sich ein vollständiger eiserner Feuerherd und neben demselben sind 2 eiserne Bratöfen angebracht, deren einer ganz neu, der andere in schlechtem Stand ist. Die hier befindlichen Borten und Schränke sind unter den Mobilien inventarisiert. Von der Küche führt eine hölzerne Treppe von der Schankstube aus zum Keller unter der Küche und eine ähnliche Treppe von der Schankstube aus zum Keller unter der Schankstube. Zu diesem letztgedachten Keller sind ringsumher Borten von Latten angebracht. Zu diesem letztgedachten Keller führt eine Thüre mit Schloß, Schlüssel und Drücker.

Zum Hausboden führt eine Treppe mit hölzernem Geländer und einer Thüre mit Handgriff und Klinke. Die 3 Bodenfenster sind jedes mit vier Scheiben, Hängen, Umwürfen und Sturmhaken versehen. Auf dem Boden befinden sich:

a) über der Küche: ein Verschlag von Latten, worin eine Thüre mit Schloß und Schlüssel und 2 Borten von Dielen befindlich.
b) vier kleine Kammern mit Dielen umkleidet, welche jede mit einer Thüre versehen ist. Alle Fenster im Conversationshause sind mit Fensterläden versehen, welche durch Hängen, Schrauben und Vorreibe befestigt sind. Rings um das Gebäude laufen hölzerne Dachrinnen, woran 6 bleyerne Abfallröhren.

II. das Badehaus

ist 30 Fuß (9,00 m) *lang 22 1/2 Fuß* (6,75 m) *breit. Es hat eine massive Mauer und ein Ziegeldach. Die Hausthüre ist mit Schloß, Schlüssel und Drücker, auch Oberlicht von 3 Scheiben, versehen. Unten im Hause befinden sich vier Badezimmer, jedes mit einer Thüre, woran Schloß, Schlüssel und Drücker, einem Fenster mit Schanettstange und Umwürfen, zwey kupfernen Röhren zu den Badewannen, versehen. Jede dieser Röhren hat einen messingenen Hahn. Zum Hausboden führt eine hölzerne Treppe mir Geländer. Auf dem Boden befindet sich:*

a) ein kupferner Kessel von 3 1/2 Fuß (1,05 m) Durchmesser und unter demselben ein Herdt mit 14 eisernen Stangen und einer eisernen Thüre.
b) eine große hölzerne Kufe mit 5 hölzernen Reifen und einer kupfernen Röhre zum Kessel
c) eine hölzerne Kufe mit gleichem Beschlage,
d) eine dito Kufe mit 4 eisernen Wänden
e) eine kleine Kufe zur Douche
f) eine kleine Feuerspritze mit leinenem Schlauche zum Douche-Bade

Auf dem Boden sind zwei Fach Fenster, jedes mit 4 Scheiben, Hängen, Umwürfen und Sturmhaken versehen und eine Bodenluke mit Anwurf und Sturmhaken vorhanden.

Zu den Wasserleitungen gehören:
a) am Strande ein Stückfaß mit Deckel
b) ein Bassin am Badehause von Tannen-Dielen mit Deckel
c) eine Röhre aus ..., 150 Fuß (45 m) *lang, auf Böcken ruhend*
d) eine Röhre vom Strande auf dem Ufer aus 2 Dielen 116 (34,80 m) Fuß lang, welche auf 8 Böcken ruhet
e) eine Pumpe am Strande: ein eiserner Stock mit eisernem Schläger, Stange und Splinten. Sie ist mit einem auf vier Pfählen ruhenden Podeste umgeben, welches mit einem Geländer versehen ist und zu dem eine Leiter führet;
f) eine Pumpe am Badehause wie die vorige.
Die ganze Wasserleitung befindet sich in gutem Stande

III. der Stall

ist mit Dielen verkleidet und mit Ziegelei gedeckt. Er ist an beiden Seiten mit Krippen, an der östlichen Seite auch mit Raufen versehen und hat 2 Flügelthüren mit vollständigem Beschlage Darin befindet sich ein abgekleideter Pferde-Stall und hinten ein Verschlag von Dielen. Am Stalle ist ein Anbau vorhanden, worin sich eine Küche und eine Domestiken-Stube befindet. In der Kü-

che ist ein steinerner Herdt mit einer eisernen Platte und einer Kesselhaken-Stange auch ein hölzerner Gossenstein befindlich.

IV. die Kegelbahn

besteht aus einer Laufdiele, einer Kugelrinne von Dielen. Vor derselben ist ein Kegelhaus befindlich welches mit 4 Fenstern versehen ist.“

Anmerkungen

1 z.B. Lena Tapken, Rund ums alte Kurhaus Dangast, 1999, S. 12 ff; ebenso: Graf Bentinck legte den Grundstein für das Seebad: Fast 200 Jahre Baden in Dangast, in: Heimat am Meer, Beilage zur Wilhelmshavener Zeitung vom 26.06.1993

2 D.U. Heinemeyer, Bemerkungen über die Inseln Wangeroog, Spiekeroog, Langeroog, Baltrum und Norderney. In: Allgemeine Geographische Ephemeriden, Bd. XIII. Zweites Stück. Weimar, Februar 1804 (geschrieben Jever im November 1803), S. 129 - 174, 173f, Fußnote

3 Oldenburg 1992

4 dazu: Wilhelm Janßen, Hinrich Carsten Behrens (1742 - 1816), Varel 2003

5 Niedersächsisches Landesarchiv, Abteilung Oldenburg (im Folgenden: NLA OL) Best. 120 b Nr. 2197

6 NLA OL Best. 120 b Nr. 2197

7 NLA OL Best. 120 b Nr. 2201

8 NLA OL Best. 120 b Nr. 2197, Bl. 1

9 NLA OL Best. 120 b Nr. 2198

10 Privatbesitz, Sammlung Halfmann, Oldenburg

11 zitiert nach Bengen/Wördemann: Badeleben, Zur Geschichte der Seebäder in Friesland, Oldenburg 1992, S. 31 f; Hans Egidius, Nordseebad Dangast - Geschichte Entwicklung Gegenwart, S. 33

12 Bengen/Wördemann, a.a.O., S. 45

13 Georg Otto Lasius, Beschreibung der zum Herzogthume Oldenburg gehörigen Insel Wangerooge und ihrer SeebadeAnstalt. Oldenburg 1921, S. 27

14 Karl Christian Hille, Die Nord- und Ostseebäder. In: Die Heilquellen Deutschlands und der Schweiz, Ein Taschenbuch für Brunnen- und Badereisende, S. Leipzig 1938 S. 33 ff, Max von Elking, Die Insel und das Seebad Wangerooge, zugleich ein Rathgeber für diejenigen welcher Seebäder gebrauchen wollen. Oldenburg 1853, S. 53

15 Beitrittsvertrag zum Rheinbund, Art. 5
16 Privatbesitz, Sammlung Halfmann, Oldenburg
17 Heimatmuseum Varel Best 120 Nr. 26
18 der Wortlaut der Proklamation ist abgedruckt in: 2. Beilage zu Nr. 350 der Oldenburgischen Staatszeitung vom 28.12.1937
19 General de Thiébault, Memoiren aus der Zeit der franz. Revolution und des Kaiserreichs, Stuttgart 1902, Band III, S. 223
20 Eine detaillierte Darstellung dieses Prozesses findet sich bei de Thiébault, a.a.O. , S. 220 ff
21 Privatbesitz, Sammlung Halfmann, Oldenburg
22 Privatbesitz, Sammlung Halfmann, Oldenburg
23 so z.B. Bengen/Wördemann (Fn. 11), S. 35
24 Schreiben der Brandkasse von Oktober 1815 an die Herzogliche Kammer in Oldenburg, NLA OL Best. 120 b Nr. 2200, Bl. 17
25 NLA OL Best. 120 b Nr. 2198
26 NLA OL Best. 120 b Nr. 2200, Bl. 17
27 NLA OL Best. 120 b Nr. 2200, Bl. 58 f
28 NLA OL Best. 120 b Nr. 2200, Bl. 37 ff
29 NLA OL Best. 120 b Nr. 2199, Bl. 14 ff
30 NLA OL Best. 120 b Nr. 2197, Bl. 277
31 NLAO Best. 71-5, Nr. 3148, abgedruckt im Anhang
32 NLAO Best. 71-5, Nr. 3148, abgedruckt im Anhang
33 NLA OL Best. 120 b Nr. 2199 Bl. 69 ff
34 NLA OL Best. 120 b Nr. 2199
35 zitiert nach Hans Egidius, Nordseebad Dangast - Geschichte Entwicklung Gegenwart, S. 37 f
36 NLA OL Best. 120 b Nr. 2200, Bl. 134 ff
37 Theodor von Kobbe: Es war ein Dangastischer Urlaub, Nachdruck Oldenburg 2004, S. 22
38 Inventar aus dem Jahr 1839, NLAO Best. 71-5, Nr. 3148
39 NLA OL Best 120 b, Nr. 2206
40 Ausschnitt aus NLA OL Slg. 400 Nr. 685-A
41 NLA OL Best. 120 b Nr. 2202
42 NLA OL Best. 120 b Nr. 2202
43 NLA Ol Best. 120 b, Nr. 2199

44 Privatbesitz, Sammlung Halfmann, Oldenburg
45 NLA OL Best 120 b Nr. 2202
46 NLA OL Best. 120b Nr. 2206, Bl. 95 f
47 Hans Egidius, Nordseebad Dangast - Geschichte Entwicklung Gegenwart, S. 37
48 Bengen/Wördemann (Fn. 11), S. 57
49 Werner Vahlenkamp: Vom Badebetrieb auf der Düne zum Nordseebad, In: Ostfriesland-Magazin 5/1991, S. 46 - 50, S. 48)
50 NLA OL Best. 120 2199
51 D.U. Heinemeyer, Bemerkungen über die Inseln Wangeroog, Spiekeroog, Langeroog, Baltrum und Norderney. In: Allgemeine Geographische Ephemeriden, Bd. XIII. Zweites Stück. Weimar, Februar 1804 (geschrieben Jever im November 1803), S. 129 - 174, 173f, Fußnote)
52 Theodor Christian Cay von Kobbe, Es war ein Dangastischer Urlaub, Nachdruck Oldenburg 2004
53 NLA OL Best. 120 2199
54 NLA OL, Best. 120 b, 2206, Bl. 171
55 NLA OL, Best. 120 b, 2206, Bl. 172
56 NLA OL, Best. 120 b, 2206
57 NLA OL Erw 110 Best. 273-45 Nr. 83
58 Neue Blätter für Stadt und Land, 5. Jg., No. 61, 31 Juli und No. 62, 2. August 1847, S. 259 - 260, 263 - 264, S. 260
59 Karl Christian Hille: Die Heilquellen Deutschlands und der Schweiz. Ein Taschenbuch für Brunnen-und Badereisende. Darin: Die Nord- und Ostseebäder. Für Badereisende bearbeitet. Leipzig 1838, S. 33 ff
60 Bengen/Wördemann (Fn. 11), S. 74
61 NLA OL Best 71-5, Nr. 864 Bl. 9
62 NLA OL Best. 120 b Nr. 2200
63 Privatbesitz, Sammlung Halfmann, Oldenburg
64 NLA OL Best. 120 b Nr. 2206
65 NLA OL Best. 71 - 5 Nr. 864
66 NLA OL a.a.O.
67 NLA OL a.a.O.
68 NLA OL a.a.O.

69 Bericht der Oldb. Kammer vom 7. Januar 1856, NLA OL Best. 31 - 13 Nr. 67 - 7a

70 NLA OL, Best. 31-13-67, Nr. 7a

71 NLA OL Best. 39 Nr. 779

72 NLA OL a.a.O.

73 NLA OL a.a.O.

74 NLA OL Best 71-5 Nr. 864

75 aus: Woerl's Reisehandbuch, Führer durch das Nordseebad Dangast und seine Umgebung, Würzburg/Wien 1891

76 Neuwied & Leipzig, 1868